Nasci Vegetariana num mundo carnívoro

Simone Mattos
Ilustrações de Sampaio

Editora InVerso

R. Doutor Goulin, 1523 Alto da Glória
CEP 80040-280 Curitiba-PR
(41) 3254-1616 e (41) 3558-8001
editorainverso@editorainverso.com.br
www.editorainverso.com.br
Facebook.com/editorainverso
Instagram @editorainverso

COORDENAÇÃO EDITORIAL
Cristina Jones
Editora InVerso

REVISÃO
Carlos W. Jorge

ILUSTRAÇÃO
Sampaio

CAPA, PROJETO GRÁFICO E DIREÇÃO DE ARTE
Adriane Baldini

DADOS INTERNACIONAIS DE CATALOGAÇÃO NA PUBLICAÇÃO (CIP)
Mona Youssef Hammoud – CRB/ 9ª 1393

M444n

MATTOS, Simone. **Nasci vegetariana num mundo carnívoro.**
Sampaio [il.] - Curitiba: Ed. InVerso 2021.
98 p. 15 x 21 cm - PTBR

ISBN: 978-65-89851-51-6

1. Crônicas. 2. Vegetarianismo. 3. Gastronomia.
I .Título

CDD. B869.1

Crônicas: 869

Quer saber mais sobre este livro e conhecer a autora? Acesse aqui com seu celular e veja como foi o lançamento!

Às novas gerações.

Prefácio

Em um país onde 46% dos brasileiros já deixam de comer carne, por vontade própria, ao menos uma vez na semana, e 32% escolhem uma opção vegana quando essa informação é destacada pelo estabelecimento (pesquisa encomendada em 2021 pela Sociedade Vegetariana Brasileira ao Ipec — Inteligência em Pesquisa e Consultoria — o antigo Ibope Inteligência, aqui no Brasil), nasceu a jornalista Simone Mattos, justamente na "Capital Vegana".

Quem conhece a capital do Paraná já sabe o quanto atualmente é possível e delicioso fazer um *tour* gastronômico deliciando-se com a culinária sem animais. Porém, a fama de hoje, "Curitiba — Capital Vegana", é apenas uma "brincadeira" entre os vegetarianos, por ter muitas opções de pratos veganos (sem ingredientes de origem animal) no município, mas nem sempre foi assim.

Muito pelo contrário. Há um tempo, conhecer algum vegetariano em Curitiba não era uma tarefa muito fácil, que dirá comer fora de casa.

Ainda assim, foi na capital paranaense e nesse contexto que a autora teve sua jornada no vegetarianismo traçada de forma desafiadora. Com algumas situações embaraçosas (bem comuns aos novatos no veganismo), outras inesperadas e inspiradoras, o *Nasci vegetariana num mundo carnívoro* é um livro para vegetarianos e não vegetarianos.

É adorável descobrir que um dos grandes pratos vegetarianos que a cidade já teve levou justamente o "dedinho" da autora. Sempre penso quanto é incrível como as palavras até podem nos convencer, mas é o exemplo que arrasta multidões.

Com algumas lições e dicas para não cair em uma fria, e toques de empatia e respeito aos animais, o carinho nas palavras leva o leitor à curiosidade de saber qual o desfecho do caso vivido, além de encorajá-lo a seguir o próprio coração, como a própria autora já faz genuinamente em situações na sua vida.

Dada a sensibilidade produtiva e intuitiva da escritora, desejo que este seu terceiro livro, confidente e escrito em um momento sensível que a impulsionou a registrar parte de sua trajetória de forma fluida, seja apenas mais um de muitos outros na mesma linha, dando assim oportunidade aos "curiosos" de usufruírem mais da sua energia e de seu laboratório de vida, que pode ser muito útil à medida que conseguimos digeri-los para o despertar.

Isso porque ser vegetariana para a autora sempre foi tão natural como amarmos e respeitarmos cães e gatos. Entretanto, em um mundo carnista, ainda nem todas as pessoas já se questionam "se amo um cachorrinho, por que como um porquinho?". Afinal, carne é carne, não importa a cor.

Felizmente o número de vegetarianos, não apenas no Brasil, mas no mundo todo, vem crescendo muito, incluindo celebridades e atletas, razão pela qual nos dá esperança às novas gerações, assim como aconteceu com as inspiradas sobrinhas da escritora.

Se uma pessoa que substitui a proteína animal pela vegetal ao menos uma vez na semana, por exemplo, gera grandes impactos ambientais positivos, assim como já fazem os milhões de adeptos da Segunda Sem Carne (campanha mundial encabeçada pelo ex-Beatle Paul McCartney, mas com maior repercussão no Brasil — segundasemcarne.com.br), o número de vegetarianos no Brasil (mais de 30 milhões de pessoas, segundo pesquisa do Ibope Inteligência de abril de 2018) pode ter crescimento exponencial se incrementado todos os dias por mais pessoas que despertaram, seja por razões éticas, ambientais e/ou de saúde.

Que as palavras deste livro toquem os corações de muitos e os inspirem para que o futuro vegano chegue logo. Pois, embora todos tenhamos o "próprio tempo para o despertar", esse tempo não é o mesmo que os animais precisam e merecem.

Patricia de Souza Marin
Membro e Coordenadora de Grupos da
Sociedade Vegetariana Brasileira (SVB) e advogada

Nasci vegetariana

Na Curitiba do século passado, isso era difícil de explicar, especialmente para alguém como eu, que jamais havia conhecido outra pessoa vegetariana. Em meados dos anos 70, não tinha como descrever tão estranho hábito. "Eu não como carne", era a maneira de tentar começar o sempre difícil diálogo.

A resposta era variada:

— Mas come o quê, então?

— Vai ficar anêmica.

— E o cálcio, e o ferro?

— Você não fica com vontade quando sente cheiro de churrasco?

— Mas nem frango?

Estas foram as primeiras ameaçadoras perguntas que eu me lembro de ter ouvido e, como podia, ia rebatendo, tentando simplificar as respostas, jogando a culpa simplesmente no paladar.

— Não gosto — resumia.

Na verdade, quando olho pra trás e me vejo naquela criança que combatia uma multidão indignada, sei que a minha determinação não era sustentada só pelo paladar. Eu não entendia (e até hoje não entendo) que a carne animal fosse algo para comer. Sempre vi os bichinhos como amigos que devem ser amados, apenas. Bacon, para mim, sempre foi um porquinho simpático e afável, como um gato ou cachorrinho, nenhuma diferença. Achava e continuo achando muito estranho e triste ver as pessoas devorando animais. Enfim.

Sobre o cheiro de churrasco, às vezes ainda recorro ao meu jeito infantil de responder a tão absurda pergunta:

— Pense em algo que você detesta. Coentro, dobradinha, cebola crua, qualquer coisa. E então, fica com vontade de comer quando sente o cheiro? Simples assim.

Hoje muita gente me pergunta se é difícil ser vegana, com alimentação supostamente muito restritiva, mas que na verdade é a mais simples e descomplicada de todas:

— Eu como arroz e feijão, batatas, todas as verduras, todos os legumes, todas as frutas e todos os cereais, apenas para citar alguns exemplos.

Dez em cada dez pessoas, ao ouvir a resposta, ficam surpresas. A pressão cultural pelo consumo de carne é muito forte, eu entendo.

Até entrar na universidade, nunca tinha encontrado outra pessoa vegetariana, portanto não fui influenciada por ninguém. No primeiro ano de Comunicação na Universidade Federal do Paraná, em 1989, havia uma colega de curso que também não comia carne.

Rapidamente ficamos amigas. Era tão estranho e inusitado para a época ter duas pessoas vegetarianas numa mesma turma, que aquilo virou lenda e até tema para uma história em quadrinhos, "A Revolução das Verduras", criada por um colega de curso em nossa homenagem. Ficamos quase famosas.

Nessa época, Curitiba devia ter dois ou três restaurantes vegetarianos, no máximo, e acho que o termo veganismo ainda nem existia no dicionário. Anos antes, no ensino médio (2.º grau), uma vez por semana eu ficava o dia todo no colégio, com aula também à tarde. Era quando as minhas amigas, no almoço, comiam lanches na cantina ou na única lanchonete que havia por perto. Naquela época o Batel era um bairro residencial, bem diferente do polo gastronômico que é hoje. As poucas opções eram hambúrguer, cachorro-quente, coxinha ou salgados com carne, para meu desespero. Muitas e muitas vezes então, eu e uma colega que também não curtia aquele tipo de almoço íamos a pé — cerca de quatro quilômetros — até o Vherdejante, antigo restaurante

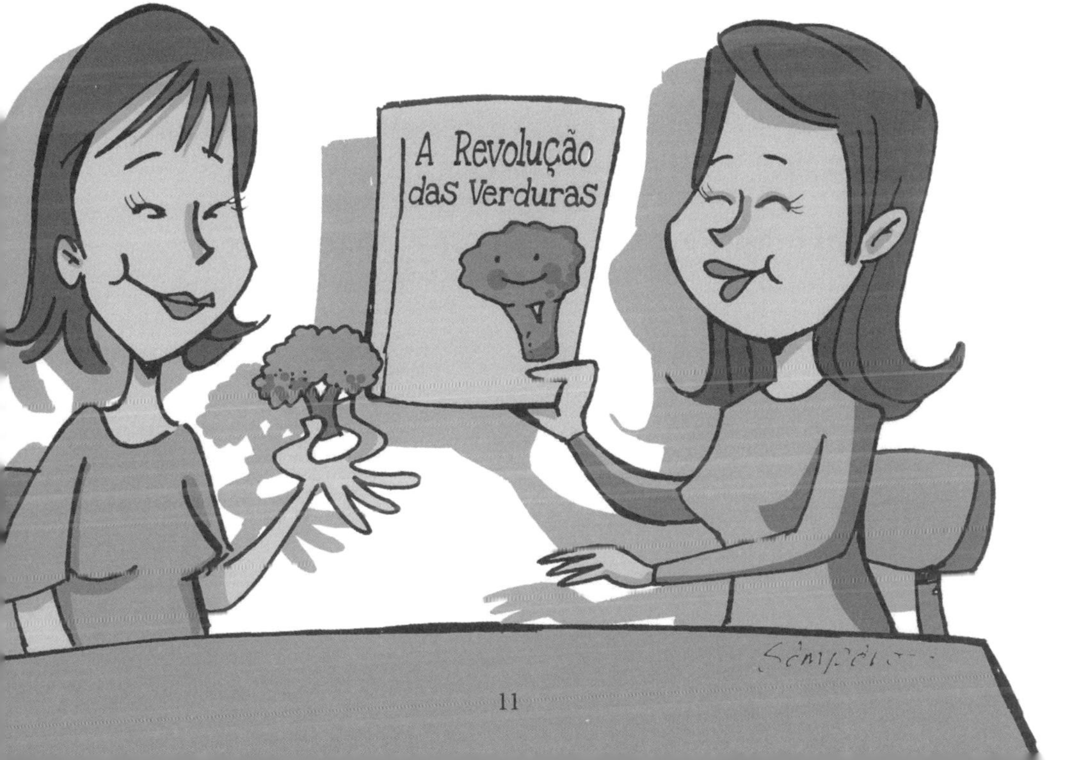

vegetariano na esquina das ruas Presidente Faria e Carlos Cavalcanti, em frente ao Passeio Público. Era o tempo de chegar, comer e voltar correndo pro colégio para a aula da tarde. Mais quatro quilômetros de caminhada, mas leve e feliz.

Hoje sinto uma alegria imensa ao saber que Curitiba tem centenas de opções gastronômicas vegetarianas e veganas e uma população de mais de 400 mil pessoas que não comem animais. No Brasil, segundo pesquisa do Ibope Inteligência de abril de 2018, 14% da população se declara vegetariana. Ou seja, somos mais de 30 milhões de pessoas. Na região de Curitiba, esse percentual sobe para 16%, o que mostra um crescimento de 75% em relação à mesma pesquisa feita em 2012.

Mas décadas atrás, o cenário era outro. Perdi a conta de quantas situações inusitadas vivi: apuros, cenas cômicas ou surreais. Contarei algumas a seguir.

Definitivamente, hoje é fácil ser vegana. O mundo está mudando — em muitas coisas para melhor — e a ditadura da alimentação vai ruindo à medida que novas formas de ver o mundo são percebidas. O amor e o respeito aos animais é maior a cada nova geração e, consequentemente, a alimentação livre de carne animal só cresce. Felizmente.

A melhor amiga do cachorro

Curitiba – década de 1970

Criança naquela época não escolhia o que comer. Era o que a mãe colocava no prato e ponto final, sem discussão ou migalha de sobra. Sabendo disso, eu começava a suar quando via o meu prato se enchendo de salames e presuntos nos fartos lanches oferecidos pela família de alemães, vizinha de bairro e muito amiga da minha família, num Bacacheri com ares de vila rural. Eu tinha 6, 7 ou 8 anos de idade, e me lembro do estreito laço de amizade que fiz com o cachorrinho da casa. Acho que o nome dele era Pingo. Pequeno e bem pretinho, sentava ao lado dos meus pés na mesa e ninguém o tirava de lá.

— Como ele gosta de você! — comentavam.

Atenta, eu acompanhava o movimento dos adultos e, quando ninguém estava me olhando, segurava uma fatia dos embutidos embaixo da mesa. Um par de olhinhos brilhava e o rabo abanava sem parar. Alegria mútua. Mas a manobra tinha que ser feita numa velocidade certa, coisa que aprendi com o tempo. Aconteceu de, na pressa de me livrar, entregar tudo de uma vez, e ouvir da dona da casa:

— Que bom que gostou dos frios, vou servir mais pra você!

Um hambúrguer sem hambúrguer, por favor

Curitiba – 1989

A ansiedade era grande para conhecer o primeiro McDonald's da cidade, recém-inaugurado na Rua das Flores. Programa obrigatório pra quem tinha 18 anos e não muitas opções de entretenimento naquela provinciana Curitiba. Após a aula, eu e minha amiga vegetariana cruzamos a Rua XV, do prédio histórico da UFPR, na Praça Santos Andrade, até a Boca Maldita. Estava cheio, quase uma festa, muita gente conhecida. Chegamos ao caixa para fazer o pedido e só então percebemos que, obviamente, não tinha nenhum sanduíche vegetariano. A fila grande atrás já reclamava da indecisão e demora quando pedimos:

— Dá pra fazer um hambúrguer sem hambúrguer, por favor?

O caixa franziu a testa, pediu pra repetir, argumentou, tentou entender e perguntou:

— Mas vocês vão pagar o preço de um hambúrguer por pão com alface? Por quê?

A fila já estava bem maior e impaciente quando definimos:

— Isso mesmo, dois hambúrgueres sem hambúrguer, por favor.

Garçom, uma Batata Simone, por favor

Curitiba – finalzinho do século passado

Meses antes do Original Beto Batata do Alto da XV se tornar uma referência em bar, gastronomia, centro cultural e ponto de encontro, a Rua Professor Brandão, 678, era apenas a casa do nosso amigo Beto. Criador das famosas batatas-suíças, sucesso desde a época do Snooker Bar 21, Beto pensava em — quem sabe um dia — montar um estabelecimento no local, em que o carro-chefe seriam elas. Era uma fase de testes. Os amigos iam até a sua casa, se acomodavam em torno de uma única mesa sentados sobre engradados de cerveja e provavam informalmente as deliciosas batatas que iam saindo da cozinha. Tudo ótimo: o papo, as companhias, a música, a proposta, tudo, exceto os recheios: bacon, carne seca, linguiça, frango, presunto... Reclamei:

— Dá pra ter ao menos uma opção vegetariana, por favor?

E mantendo o clima informal, o Beto avisou:

— Abra a geladeira, escolha algum ingrediente que você goste, traga aqui e eu preparo uma batata pra você.

Foi assim que nasceu a Batata Simone, recheada por espinafre e muçarela de búfala, numa era pré-vegana.

Tempos depois, com o estabelecimento consolidado, ganhando prêmios em festivais gastronômicos, incluído em roteiros culturais de música, artes visuais e fotografia da cidade e frequentado por artistas, intelectuais, políticos, turistas e moçada (abrindo caminho para o polo de bares e restaurantes da Rua Itupava que veio a seguir), a Batata

Simone abria o cardápio. Literalmente abria, com um belo texto sobre ela que vinha na primeira página do menu. Segundo o Beto, Batata Simone era campeã de pedidos e preferida de muitos frequentadores.

Quando o estabelecimento fez o seu sétimo aniversário, no auge do sucesso, o texto de abertura do cardápio impresso dizia:

"(...) Chamar o garçom e pedir uma Batata Simone e uma garrafa de vinho já virou rotina nesses sete anos (...)".

Comemorei.

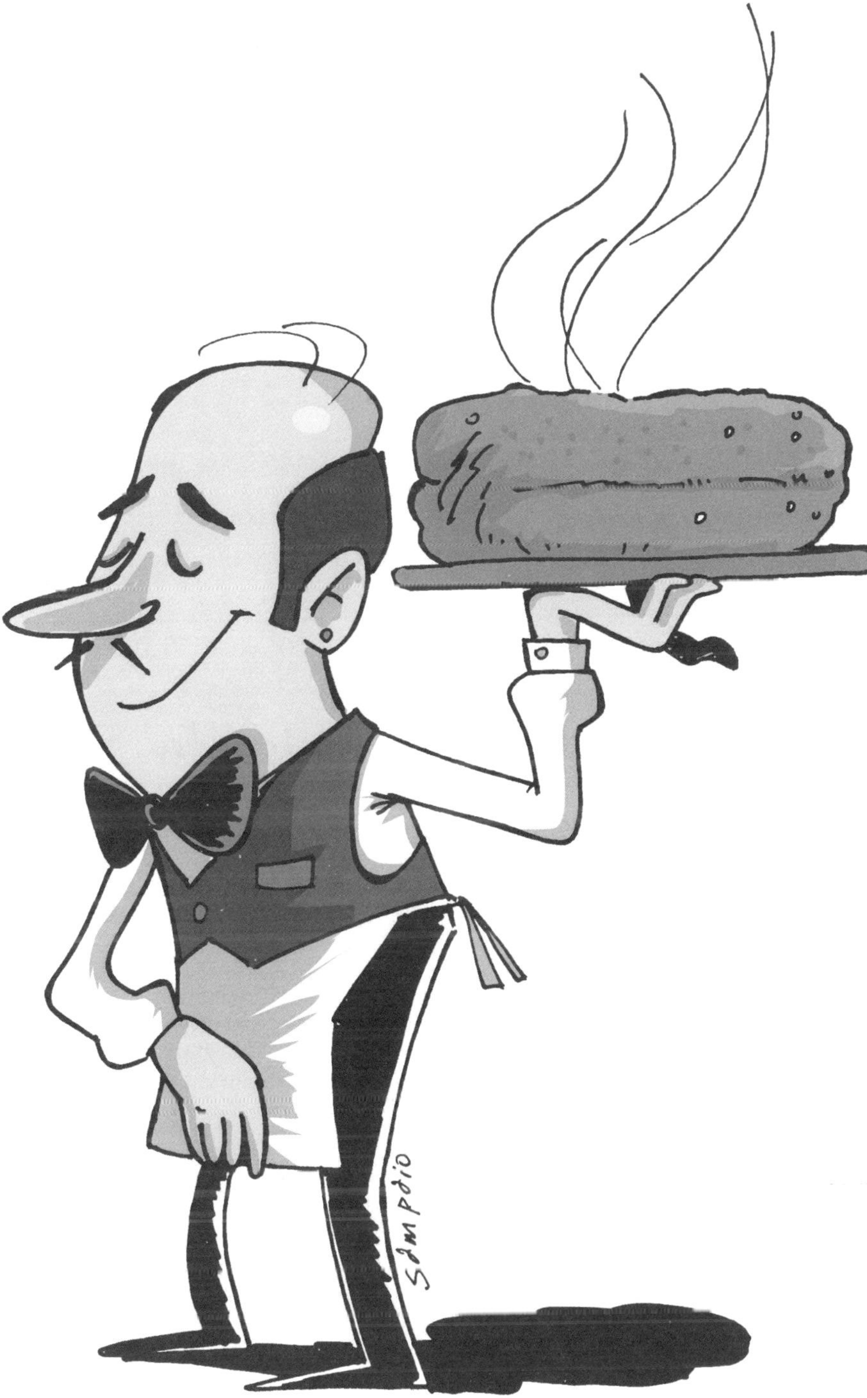
SAMPAIO

Me apaixonei pelo entrevistado

Curitiba – maio de 1997

Recebemos as pautas da semana para o caderno com assuntos de gastronomia, moda, literatura e cinema, encartado todas as sextas-feiras no jornal em que eu trabalhava. "Com a chegada do inverno, aumenta o consumo de carne e as churrascarias da cidade ficam lotadas", era o briefing de uma das matérias que eu deveria fazer.

— Sério mesmo? — perguntei ao meu editor, que não lembrou que eu era vegetariana e sugeriu então que eu tentasse trocar a pauta com alguém.

Fabiano Camargo, jornalista da equipe e meu colega de turma na universidade, topou. Passaria para mim a matéria dele, com o mesmo enfoque, mas que abordava o aumento no consumo de vinhos no inverno.

— Não sei absolutamente nada sobre vinhos, mas vou adorar descobrir, ao contrário do assunto churrascarias (sic) — pensei, e troquei na hora.

O que aconteceu a seguir, meia população da Terra já sabe, de tantas vezes que repeti essa história. Por indicação de um amigo em comum — o jornalista e poeta Zeca Corrêa Leite — cheguei ao entrevistado, Flávio Bin, um autodidata, estudioso dos vinhos.

Tão jovem e já sabe tanto — pensei, quando nos vimos pela primeira vez.

Ele me recebeu para a entrevista no showroom de uma importadora de vinhos e alimentos em que trabalhava. A matéria e as fotos ficaram tão boas que foram para a capa do jornal, e a minha vida foi dividida em antes e depois daquela pauta. Entre milhares de matérias que já fiz na vida, aquela foi a mais importante.

Acho incrível pensar que o Flávio Bin, ou o Abo, não é vegetariano, mas foi pra fugir das churrascarias que eu cheguei até ele.

Paradoxos da vida.

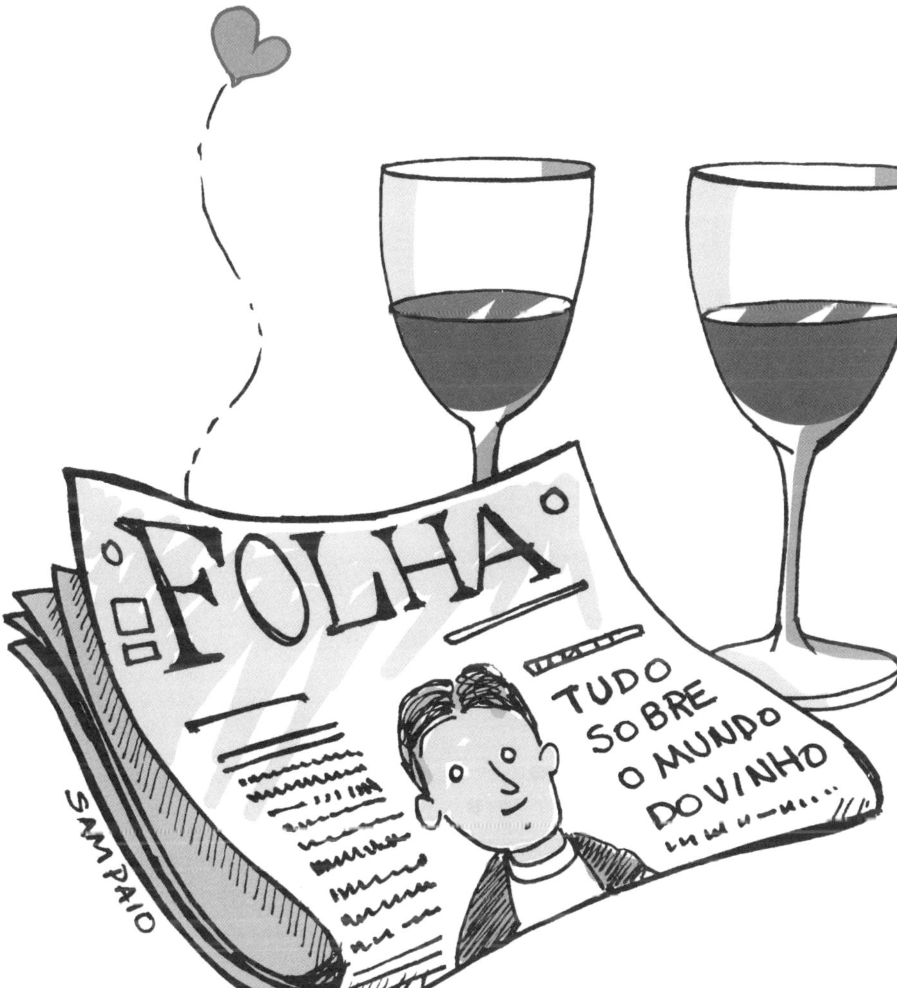
FOLHA
TUDO SOBRE O MUNDO DO VINHO
SAMPAIO

Dio Santo

Região de Guarapuava – comecinho do século 21

Cruzávamos o Paraná de leste a oeste, eu e o Abo, numa véspera de feriado. Estrada lotada. Paramos para tomar café e comer alguma coisa num local próximo a Guarapuava. Estabelecimento pequeno, comida e lanches caseiros, família italianíssima no atendimento. Cheguei faminta. Pedimos cafés e começamos a olhar a vitrine de lanches. A ideia era comer rápido para não atrasar a longa viagem. Nem sinal de algo sem carne. Sem perder a esperança, mirei os salgados com fé de que haveria um pastel de palmito pra me salvar e perguntei:

— Tem algum salgado sem carne?

E uma senhora ruiva, muito falante e com estridente sotaque italiano, respondeu que sim, claro, e apontou um salgado dizendo que aquele era de frango, já pegando um pratinho para me servir. Achei que ela não tivesse entendido bem a minha pergunta e repeti, insistindo que queria algo sem carne.

Quase perdendo a paciência comigo e já cravando o pratinho com o salgado bem na minha frente no balcão, falou alto:

— *MA DIO SANTO*, frango não é carne!!!

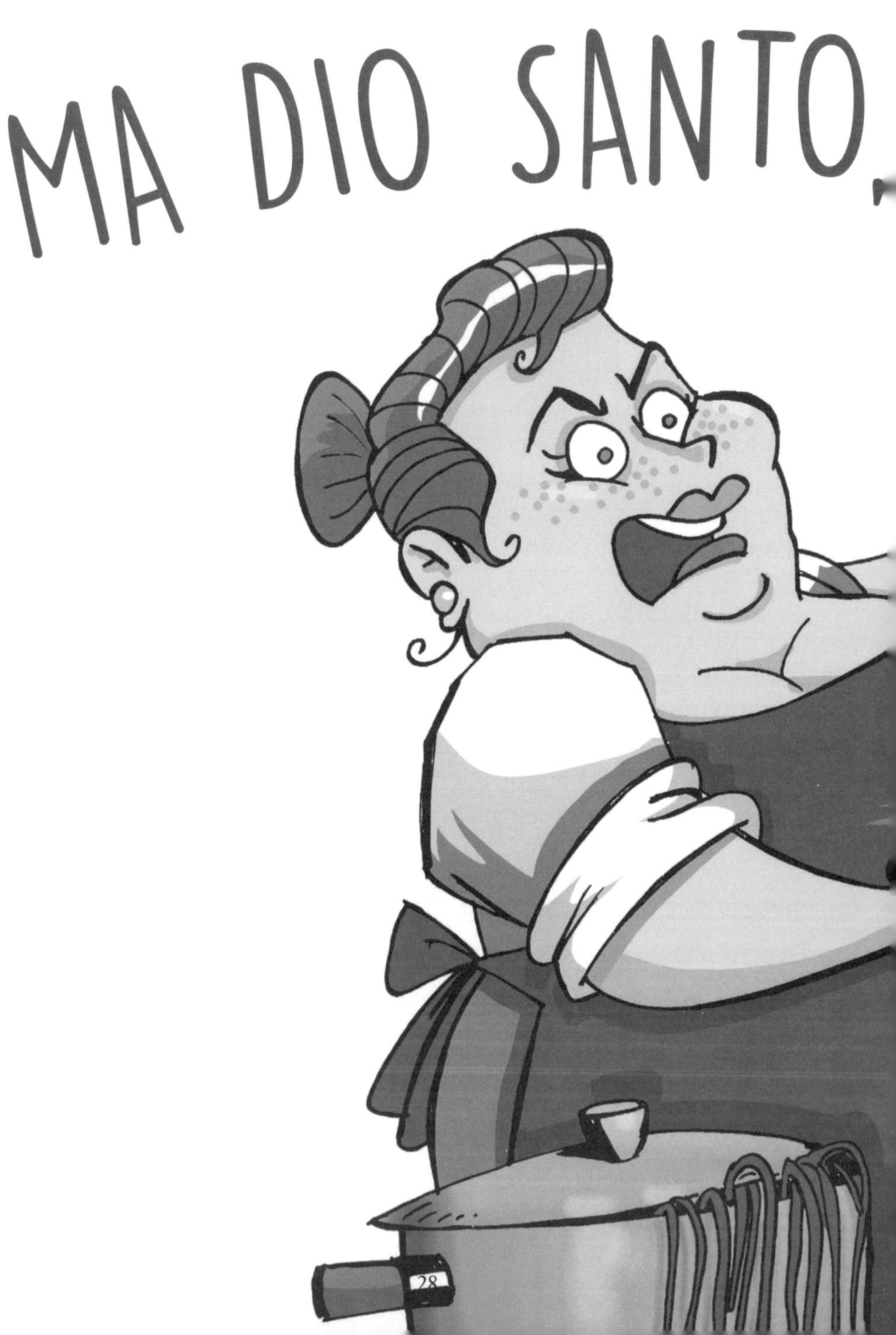
MA DIO SANTO,

FRANGO NÃO É CARNE!

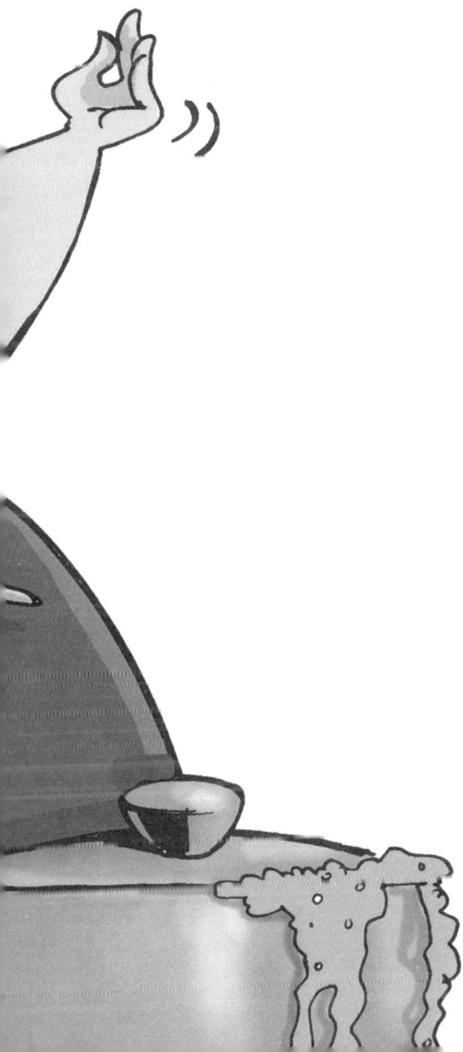

"Quanta hipocrisia, Luisa"

Curitiba – 2020

"Quanta hipocrisia, Luisa". Foi com essa frase, em uma conversa interna, em um sábado ensolarado de agosto de 2020, que tudo mudou. Já não fazia mais sentido para mim lutar contra a degradação ambiental enquanto comia um pedaço de desmatamento e extinção no meu jantar. Eu tinha ótimos exemplos e inspirações para aderir ao mundo veg, mas era sempre o mesmo papo desinformado que ecoava em minha cabeça: "isso é muito radical", "você sozinha não faz a diferença", "vai faltar proteína". Quanta bobagem. Bastam alguns segundos de busca no Google ou mesmo uma conversa distraída em uma mesa de bar para você entender por que essas frases são meras falácias criadas apenas para continuarmos fantasiando um mundo irreal. Os irracionais somos nós, mas o papo científico eu deixo para aqueles que ainda se interessam em aprender a sair da sua bolha — na qual eu permaneci por muito tempo.

Aí você pensa: pleno século 21, provavelmente os que ainda consomem carne já devem ter aceitado que nem todos são como eles. A resposta surpreendentemente é não. Ainda evito ir a almoços com familiares e amigos mais distantes e procuro o cardápio de um restaurante antes de sair de casa. As "piadas" e a surpresa ainda são as mesmas. E o constrangimento em não ter nenhum prato sem carne em uma mesa de jantar não mudou. Contudo, devo reconhecer os privilégios que muitos não vivenciaram já de início — estou cercada de pessoas vegetarianas/veganas em todos os âmbitos de minha vida, inúmeros estudos e documentários sobre o assunto são constantemente publicados e encontro opções de consumo meat free em muitos restaurantes e supermercados.

O caminho ainda é longo, mas agradeço por todos aqueles que me conduziram a essa rota — com destaque para Simone Mattos, minha tia e autora deste livro, que me fez enxergar a urgência e o mundo maravilhoso por trás dessa alimentação. Também àqueles a quem pude influenciar — em especial minha mãe, que se orgulhava de dizer que também estava reduzindo seu consumo de alimentos de origem animal e que entendia do que eu estava falando. Obrigada.

Luisa Mattos
Estudante dos cursos de Jornalismo e
Relações Internacionais

Almoço grego

Londres – verão de 1995

Muita festa e pouco dinheiro eram a nossa realidade. Nos divertíamos bastante, mas sempre contando as moedas (ou *pence*) numa realidade cara demais (em *pounds*) para aquele grupo de jovens estudantes estrangeiros. Normalmente, após a aula, almoçávamos na cantina de uma universidade próxima à nossa escola. Era tranquilo para mim: sempre havia várias opções em sistema bandejão, grandes mesas, simples e honesto.

Mas naquela ensolarada sexta-feira de junho seria diferente. Já há algum tempo estava combinado de irmos a um restaurante grego que tinha fama de ótimo custo-benefício (mas que mesmo assim seria uma ostentação para nossos curtos orçamentos naquela exorbitante Londres).

O ambiente era incrível, adorei de cara. Música boa, decoração contemporânea, garçons gregos, cheio de gente que trabalhava ou estudava na região. Aparentemente nenhum turista.

Nossa grande mesa redonda, que tínhamos reservado dias antes, ficava num canto. Abri o cardápio e fiquei confusa. Em grego, com traduções para o inglês, havia pratos de que eu nunca tinha ouvido falar. Meus colegas na mesma. Chamamos o garçom, que falava inglês com sotaque e pronúncia difícil, e ele começou a descrever as principais sugestões. Me interessei pela mais típica de todas: "Mussaka", que ele descreveu como uma espécie de lasanha de batata, berinjela, especiarias e azeite; parecia perfeita para mim. Obviamente confirmei:

— Não tem carne, né? — e ele disse enfaticamente que não.

Fizemos os pedidos e eu mais uma vez perguntei, afirmando:

— *Because I don't eat meat.*

E ele me garantiu que estava tudo certo com a minha escolha.

Quando os pedidos chegaram, adorei a aparência do meu prato e cortei, ansiosa para provar, mas fui surpreendida por um monte de carne moída que se espalhou.

— *WTF???!!!*

Meus colegas já estavam almoçando, e eu, aflita, chamei o garçom. Teve início um diálogo surreal em que ele teimava comigo que estava certo e que aquilo não era *meat*. Veio o gerente, expliquei a confusão e, após uma rápida conversa em grego com o garçom, me explicou o mal-entendido:

— Ele entende *meat* como um bife, uma peça inteira, e não carne moída.

Para não atrasar — e não complicar ainda mais — o almoço do meu grupo, deixei por isso mesmo e almocei o que consegui salvar de batata e berinjela intactas.

Mussaka nunca mais.

"Até o algoritmo das minhas redes sociais mudou"

Curitiba – 2020

Tudo começou com um TCC nada convencional de Engenharia Química. O tema? Produção de bebida, iogurte e derivados à base de aveia.

Os seis meses de intensas pesquisas e busca de dados sobre veganismo e mercado atual deste setor serviram como um choque de realidade e trouxeram a vontade de mudar: de hábitos, de gosto e até do que eu gostaria de fazer no futuro.

E foi dessa rotina profunda de estudos que meus caminhos começaram a trilhar em direção ao vegetarianismo. A carne vermelha foi completamente abolida, as segundas-feiras sem proteína animal se estenderam para mais dias da semana e os rótulos passaram a ser melhor analisados antes de qualquer compra no supermercado. Até o algoritmo das minhas redes sociais mudou: de postagens de churrasco para locais veganos para conhecer em Curitiba.

Talvez fosse preciso esse tema de TCC ter caído no meu colo — ou melhor, sorteado pelas mãos do meu professor — para que eu percebesse alguns sinais que eu mesma nunca tinha notado. Por exemplo: o meu prato preferido nos churrascos sempre foi o pão de alho.

Na minha vida as mudanças não são rápidas e radicais, mas essa progressão diária tem-me feito, a cada dia, um pouco mais realizada. Afinal, eu não cheguei ao topo da cadeia alimentar para acabar com tantas vidas inocentes.

E enxergar um mundo mais saudável e sustentável a partir de soluções tão simples despertou inclusive uma nova paixão em minha vida: o empreendedorismo. Então, quem sabe daqui a algum tempo vocês se lembrem deste depoimento enquanto desfrutam um sorvete vegano num dia curitibano ensolarado?

Juliana Mattos
Engenheira Química

O primeiro grande apuro

Curitiba – década de 1980

Uma das minhas melhores amigas ia passar um ano fora do Brasil, intercâmbio escolar de ensino médio (2.º grau). Como despedida, eu e mais duas ou três amigas fomos convidadas para jantar em sua casa. Tudo bem informal, apenas nós, seus pais e irmão. Apesar da emoção pela partida dela, que seria dali a alguns dias para o outro lado do mundo, a conversa seguia animada. Nos sentamos em torno da mesa e a mãe foi até a cozinha avisando que haviam preparado algo bem simples e prático para o jantar.

— Um prato que todo mundo gosta — não me esqueço dessa frase.

E colocou no centro da mesa um recipiente tampado. Ao lado, uma tigela com arroz branco. Suspense.

Até hoje fico imaginando a cara que eu fiz quando alguém retirou a tampa e vi um fumegante estrogonofe de carne como única opção.

Após um minuto de silêncio meu, criei coragem e informei nervosa, quase pedindo desculpas.

— Sou vegetariana.

Um minuto de silêncio de todos.

Uma bomba atômica caiu sobre nós.

Não sei explicar o que aconteceu nos momentos seguintes.

SOU VEGETARIANA!

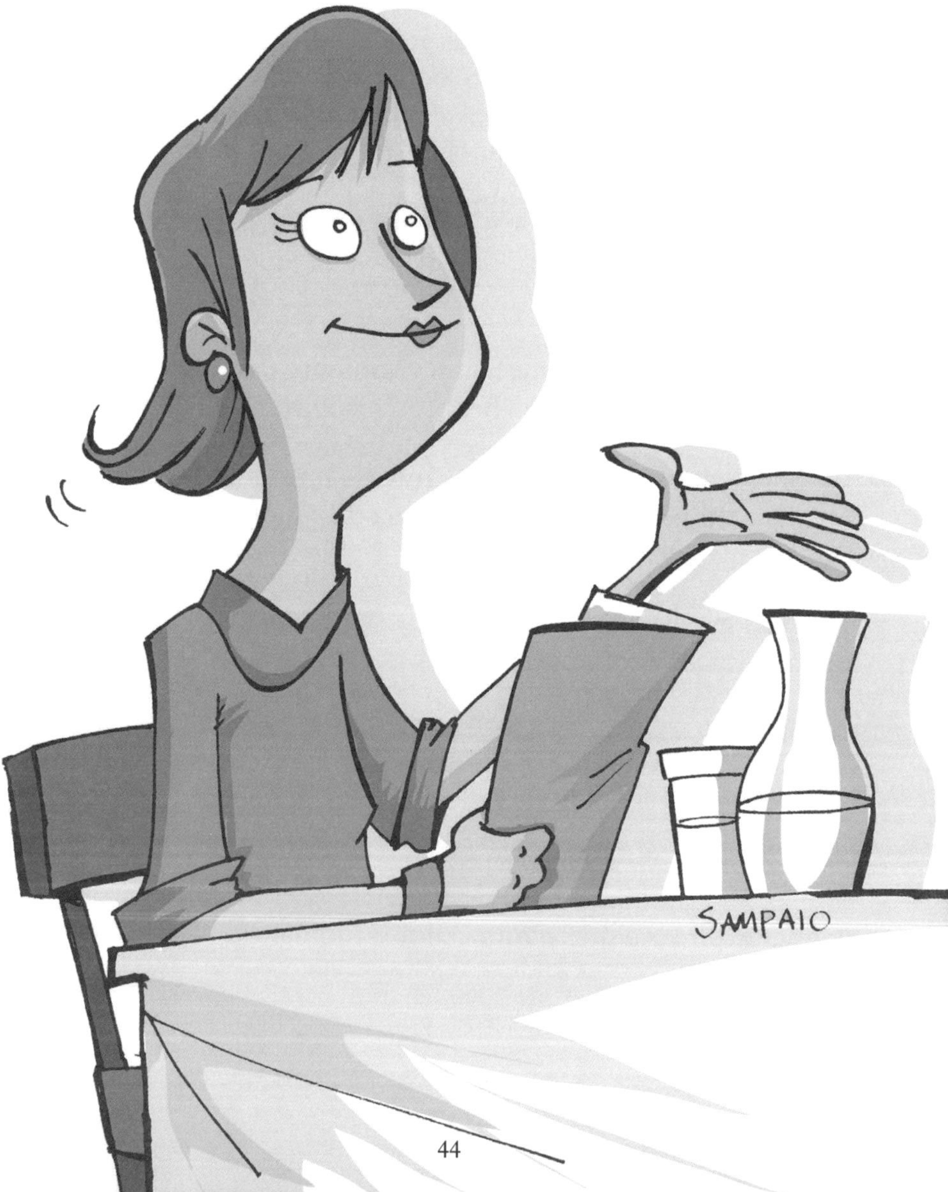

A mãe deu um salto em direção à cozinha dizendo que eu não me preocupasse, que ela faria outra coisa rapidamente.

Eu fui em direção a ela implorando que não fizesse, que apenas arroz branco estava ótimo para mim. O pai começou a gaguejar. A minha amiga parecia prestes a começar a chorar. O irmão, mais novo que nós, caiu na gargalhada, e as outras adolescentes ficaram mudas, com os olhos arregalados.

Mas o final da história foi feliz, com todos nós comendo batatas-fritas e dando risadas. E a lição ficou pra toda vida. Desde aquele episódio e para sempre, quando alguém me convida para qualquer almoço ou jantar, do mais simples ao mais sofisticado ou formal, eu aviso logo que sou vegetariana. Sem constrangimentos.

Felizmente, cada vez mais é comum que o próprio anfitrião pergunte antecipadamente, ou ofereça uma opção sem carne na refeição.

Evoluímos, quc bom.

Churrascão Colônia

Curitiba – década de 1970

Os restaurantes de espeto-corrido ou rodízio de churrasco eram novidade. Ou pesadelo de infância, no meu caso. Uma espécie de filme de terror que começava pelo cheiro e piorava muito cada vez que o garçom chegava com um pedaço de carne sangrando, espetada, e apoiava bem na minha frente, insistindo para que eu aceitasse uma fatia.

— Não, não, não, não, obrigada — era um mantra.

Eu olhava fixamente para o prato, brincando de rolar ervilhas, pedacinhos de cenoura e batata com o garfo, de um lado ao outro, tentando bolar um plano de fuga.

Quando alguém me olhava, colocava na boca uma polenta inteira e mastigava muito, até esquecerem novamente da minha presença.

Ia várias vezes ao banheiro, e na volta mais e mais pedaços de carne se acumulavam no meu prato, fazendo os vegetais boiarem numa mistura de sangue e gordura que me apavorava.

— Come, menina, pare de enrolar! — era a frase mais repetida.

Então eu pegava garfo e faca e começava a cortar sem parar um pedaço de carne, até transformar num amontoado de fiapos, na esperança de que eles desaparecessem.

'Mas nem peixe?'

Salvador – 2014

Primeiro dia de uma semana de férias na Bahia. Liguei para fazer reserva num restaurante que havia sido recomendado por muita gente. Um dos melhores, imperdível, cozinha contemporânea, premiado. Estava curiosa pra conhecer. Reserva feita, e aquela perguntinha só para garantir:

— Vocês têm opções de pratos vegetarianos?

Sim, me explicaram que havia muitas opções sem carne, que bom.

Quando abri o cardápio, horas depois, não foi o que vi. Meus olhos passeavam por xinxim, vatapá, caruru, mariscada, carne de panela, sarapatel de cordeiro, moquecas, acarajé, ostra, ensopados, camarões empanados, bolinhos de carne seca e de peixe, polvo confitado, mas cadê os pratos vegetarianos?

Chamei a garçonete e, desconfortável, expliquei a minha dúvida e repeti o que tinham me dito por telefone. Ela abriu um sorriso, delicadamente tirou o cardápio das minhas mãos e abriu na página "do mar", e me mostrou que estavam ali os pratos.

— Mas estes não são vegetarianos, são com frutos do mar — disse eu, temendo o pior.

E aconteceu o pior:

— Mas frutos do mar não são carne...

Fiquei com vontade de perguntar em que árvore colhiam peixes e camarões, mas desisti. Apenas expliquei novamente que vegetarianos não comem nenhum tipo de animal, e então escutei a pergunta de sempre:

— Mas... nem peixe?

(Preciso comentar que, anos depois, acessei o cardápio on-line do mesmo restaurante antes de escrever este texto e, para minha imensa alegria, agora há muitas opções vegetarianas. Novos tempos.)

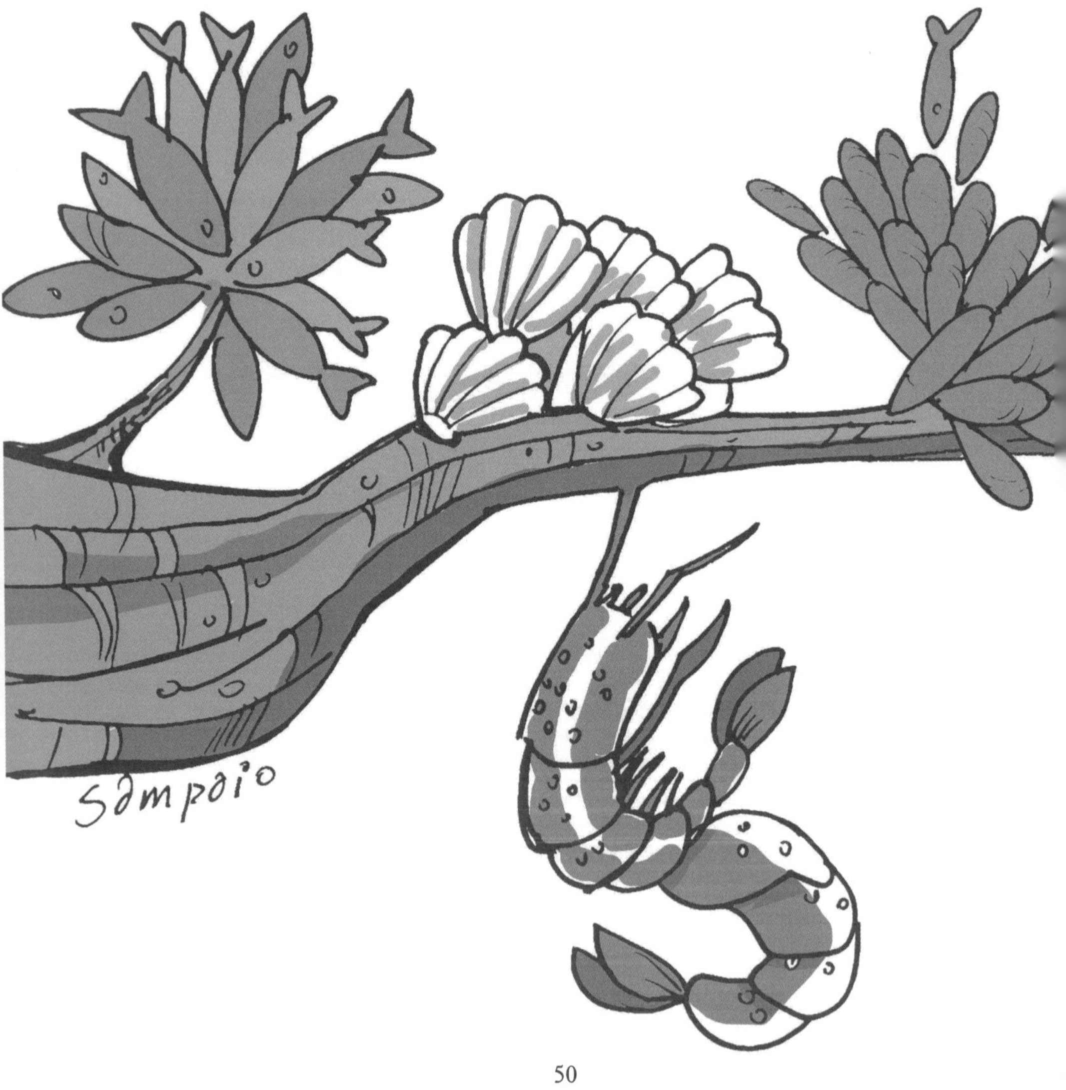

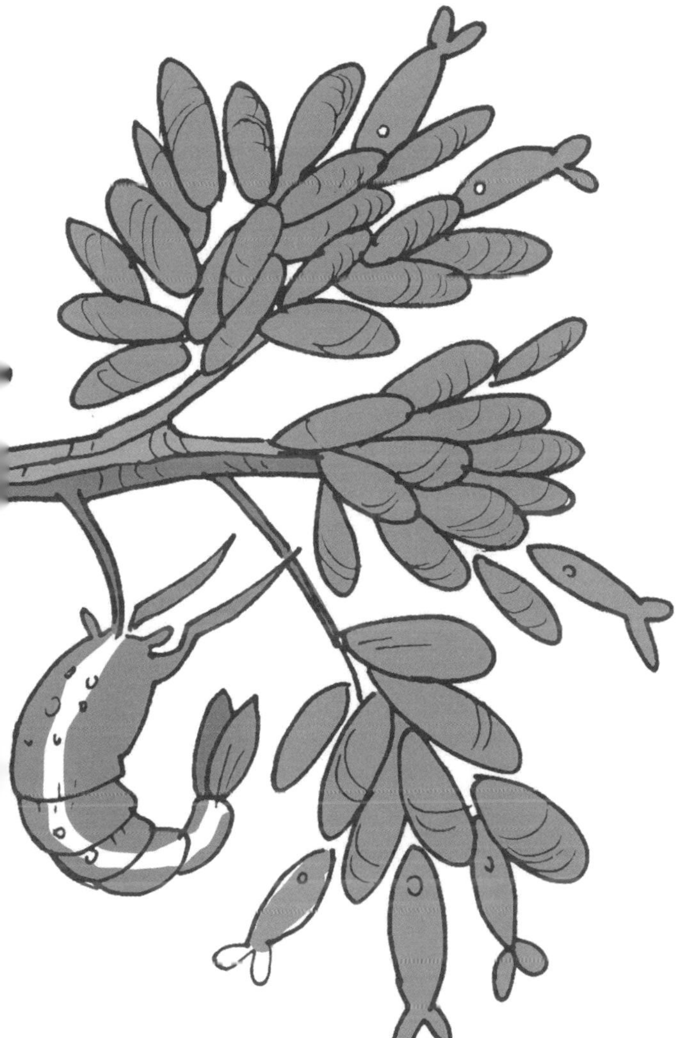

Muita rúcula

Praia de Caiobá – 1996

Num sábado de verão sem uma nuvem no céu e sol torrando na cabeça, passei o dia trabalhando na praia, fazendo entrevistas e apurando matérias. Época árdua e divertida de reportagem. No vai e vem de areias pegando fogo, encontrei um grupo de conhecidos que me convidaram para um jantar naquela noite, no apartamento de um deles. Continuei trabalhando, o tempo passou, e acabei não almoçando. Encerrei no final da tarde, exausta, já bem perto do horário que havia combinado, só tomei banho e fui. Estava com fome.

Chegando ao local, senti um cheiro forte de churrasco.

Tudo bem, pensei, deve ter acompanhamentos, e eu me viro, como sempre. Toquei a campainha.

Logo na chegada, fui cumprimentar várias pessoas na varanda, em torno da churrasqueira, e o dono da casa perguntou:

— Você gosta de costela, né? Porque só fizemos costela.

Sem tirar o sorriso (amarelo) do rosto, dei a notícia bombástica, aquela. Fiquei sabendo então que, além do churrasco, havia apenas uma enorme travessa de rúcula para acompanhar a refeição.

— Desculpe, não sabia que você era vegetariana — ouvi várias vezes.

É preciso lembrar que naquela época não havia delivery de comida, Uber, aplicativos de celular, e na maioria das vezes, nem celular. Muito menos comida vegana. Não havia o que fazer.

Bem, para resumir a noite: ninguém mais comeu rúcula, eu comi muita rúcula e fiquei conhecida naquela turma para sempre como “a apaixonada por rúcula”.

E na verdade, sou mesmo.

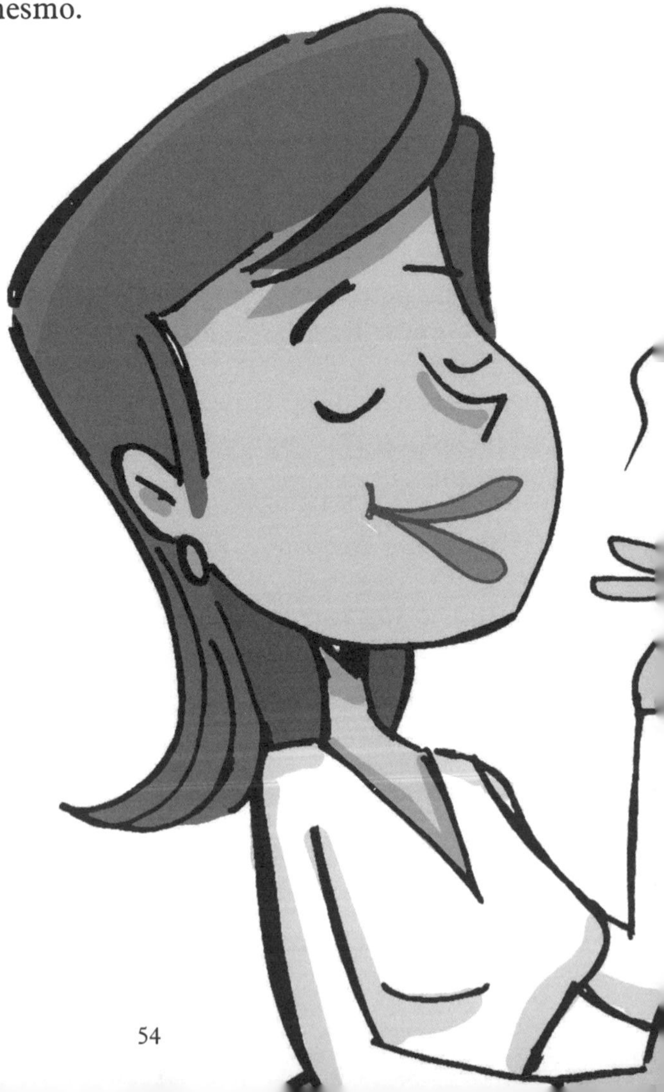

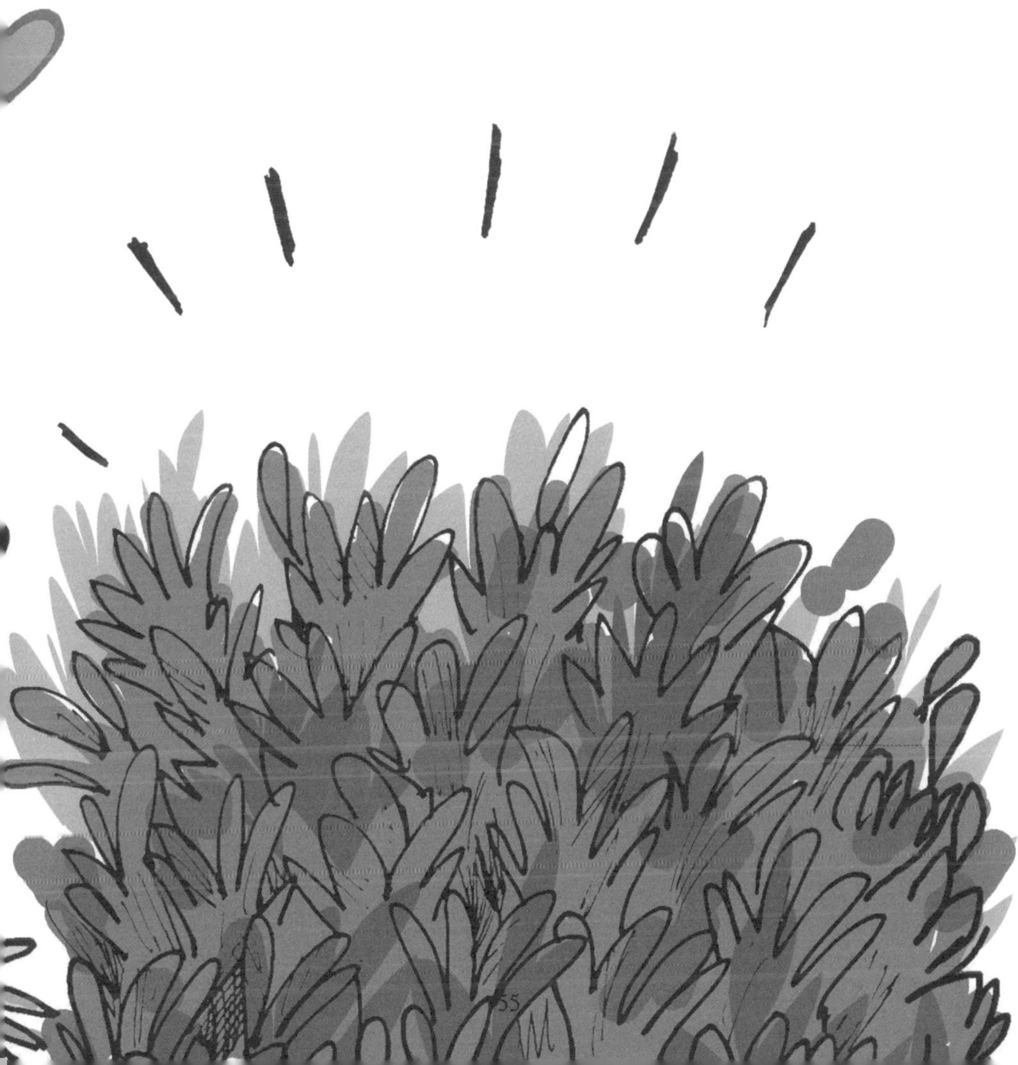

Cozinha internacional

Lisboa, Portugal – fevereiro de 2004

Era o último dia do Sisab Portugal (Salão Internacional do Setor Alimentar e Bebidas), evento do qual o Abo havia participado. Chegamos ao jantar de encerramento, num grande hotel de Lisboa, e nos juntamos aos muitos convidados que conversavam em grupos, em pé ao redor das mesas do restaurante. Por curiosidade, peguei o cartão impresso com o cardápio, que estava sobre uma delas, e que indicava a sequência de pratos e bebidas que seriam servidos logo mais.

Adivinhe? Nenhuma opção vegetariana.

Sussurrei para o Abo que eu já voltava e fui à procura do maître ou gerente para pedir ajuda. Fui surpreendida por sua imensa disposição de tentar resolver. De cara, se desculpou pela gafe de não ter nenhuma opção sem carne no menu e pediu que eu o acompanhasse. Atravessamos rapidamente o lotado salão e paramos em frente a uma porta transparente. Do lado de dentro, uma enorme cozinha. Pediu que eu o aguardasse ali, que ele iria chamar o chef, com quem eu falaria diretamente. Não deu tempo de tentar impedir ou dizer que aquilo era um exagero. Em poucos minutos, o chef estava à minha frente — e eu fiquei imaginando o quanto era difícil para ele se afastar do comando da linha de frente de um jantar com centenas de pratos apenas para me atender. Muito solicitamente, se desculpou e falou das opções vegetarianas que seria possível improvisar em tão pouco tempo. Escolhi.

Minutos depois, quando os garçons serviram a sequência de pratos aos convidados, o próprio maître trouxe os meus: todos ótimos, sem carne e feitos especialmente para mim. Privilégios.

"Comer carne é um limitador"

Curitiba – 2021

Depois de viajar pelo mundo por muitos anos, estudando hotelaria, voltei ao Brasil e comecei a redescobrir nossa cultura e origem. Desde o planejamento, quando eu contava para as pessoas que pensava em abrir um estabelecimento gastronômico com um cardápio mais "natural", lá em meados de 2007, as pessoas comentavam: "não é sem sal, né?", ou "eu gosto de comidas gostosas!". Era estranho perceber que o termo "alimentação natural" não tinha significado de alimentação livre de veneno e agrotóxicos, respeito pela cadeia produtiva, destaque especial ao universo vegetal, pelo naturalismo e bem-estar do nosso corpo e da nossa terra. Muito pelo contrário, trazia referências de comida sem sabor ou "insossa". Eu me dei conta de que o desconhecimento era muito maior do que eu imaginava.

Eu sou de Curitiba e já morei em várias cidades brasileiras, nos Estados Unidos, Suíça e China, além de estadias menores em vários outros locais, como Tailândia. Quis trazer para o meu empreendimento a soma de valores que encontrei em cada um dos lugares. Eu não queria fazer algo que fosse mais do mesmo. Idealizei um espaço vivo, que pudesse mostrar os ciclos completos da alimentação, desde os produtores, o preparo, até o destino final. Algo sustentável de verdade.

Eu não nasci vegetariana, mas meu processo evolutivo como ser humano me fez perceber que a alimentação natural e livre de danos à natureza é o caminho mais próspero. Em 2008, graças ao meu encontro com o yoga antigo, passei a aprender sobre essa tradição de mais de cinco mil anos, com a intenção do autoconhecimento. Há mais de uma década me considero muito feliz por saber fazer escolhas mais conscientes e alinhadas com minha essência. Isso inclui me tornar vegetariana.

Como profissional da gastronomia há mais de 20 anos, a ideia de vegetarianismo para mim significa uma oportunidade de crescimento, jamais uma redução de opções. Penso, se eu, como um animal, que bem estou fazendo para a cadeia produtiva? Que bem eu estou fazendo para meus processos físicos? Essas questões e o fato de precisarmos de muito mais recursos naturais (água, terra, clima, minerais) para produzir carne de qualquer animal já é por si só um aspecto importante a ser levado em consideração. Mas minha motivação foi além: me sentir leve, feliz, saudável, disposta de energia e mais saudável, com menos estresse e irritações. Finalmente, eu tive a certeza há 12 anos: na prática, meu corpo e todo o meio em que eu vivo se tornou mais feliz.

Do ponto de vista empresarial, criar uma referência em alimentação natural, orgânica e com forte enfoque vegetariano não foi um desafio fácil em uma cidade carnívora e com tradições provincianas. Meus colaboradores ficavam na dúvida se algo "natural", ainda que muito saboroso, teria espaço num lugar de tradição dos rodízios de churrasco. Sem criar a limitação, mas ao oferecer opções que vão muito além das carnes, pudemos perceber uma mudança singela e importante. É lindo ver a transformação das pessoas quando elas chegam com uma mente totalmente carnívora e encontram um leque tão grande de opções que nem sequer percebem, ao final da refeição, que não ingeriram proteína animal. Diversas vezes, relatam a surpresa da não necessidade de comer carne — comeram tão bem, uma alimentação tão saborosa, tão farta, rica em sabores e experiências, e não sentiram falta.

Eu sempre digo que comer carne pode ser um limitador muito grande. Independentemente de ideologias, de crenças — só o fato de achar que ela é indispensável faz com que outras possibilidades não sejam vistas.

No dia a dia do restaurante isso é uma quebra diária de paradigmas. É um desafio poder transmitir a possibilidade de uma alimentação mais ampla: o não consumo dos animais abre um horizonte muito maior sobre o rico reino vegetal, que deveria ser de fato a nossa fonte primária de energia. Culturalmente, já perdemos muito devido a hábitos e tradições, como a de comer carne. Permitir mirar novos horizontes é um sinal poderoso e positivo na evolução. Eu vejo muita coisa boa em nosso futuro.

Gabriela Vilar de Carvalho
Chef e proprietária do Quintana Gastronomia

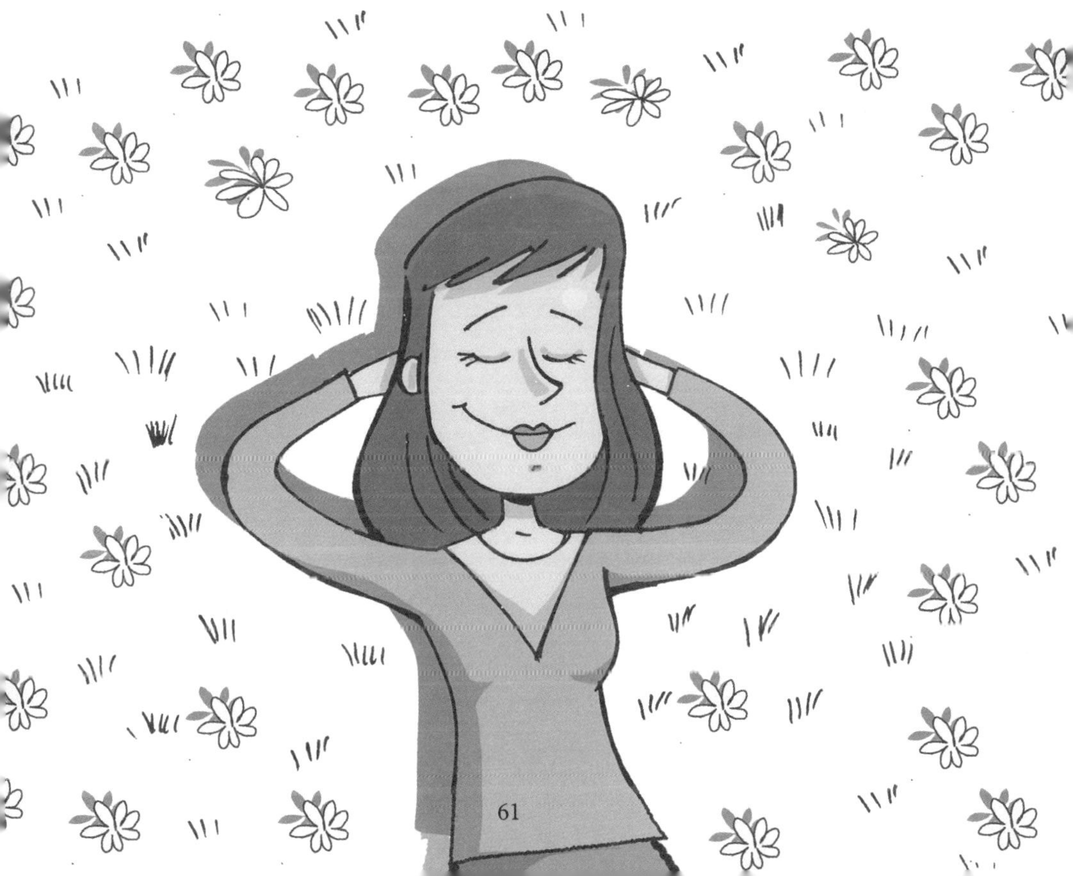

Maioria por um dia

Curitiba – muitos anos atrás

Plantão da prefeitura, manhã de sábado. A última pauta na rua era um evento comunitário no Hauer. No final daquela festa de bairro, com direito a inauguração de praça, discursos, banda de música e uma pequena multidão, o padre da paróquia local convidou o prefeito e sua equipe — nós — para o almoço que estava sendo servido nos fundos da igreja. Além de mim, no grupo de jornalistas estavam mais duas colegas e um fotógrafo. Uma incrível coincidência: todos vegetarianos.

Abrindo espaço entre a multidão, fomos conduzidos até o jardim dos fundos da grande igreja por um grupo de beatas e pessoas ligadas à paróquia, e o padre nos aguardava. Após apresentações e reverências, fomos acomodados bem próximos ao churrasqueiro. Ele escolheu provavelmente o melhor pedaço de carne, fatiou e começou a servir. Quando vi uma suculenta fatia vindo em minha direção, me apressei a educadamente recusar e explicar:

— Agradeço muito, mas não como carne — disse, atraindo olhares curiosos.

Nos próximos segundos, a mesma frase foi repetida três outras vezes pelos meus colegas. Incrível coincidência aquela equipe ter saído junta num plantão que acabaria em churrasco de igreja. Mais gente nos olhava sem acreditar na cena quando o padre, para descontrair, perguntou em voz bem alta:

— Então quer dizer que pra trabalhar como jornalista na prefeitura de Curitiba é preciso ser vegetariano?

Todos riram, inclusive nós.

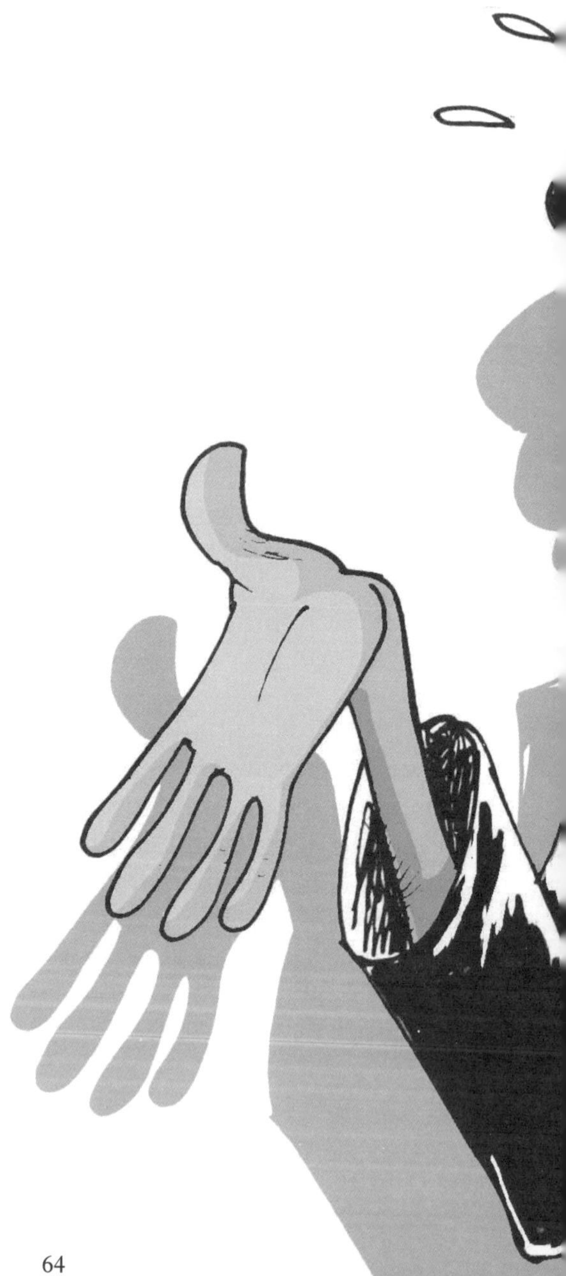

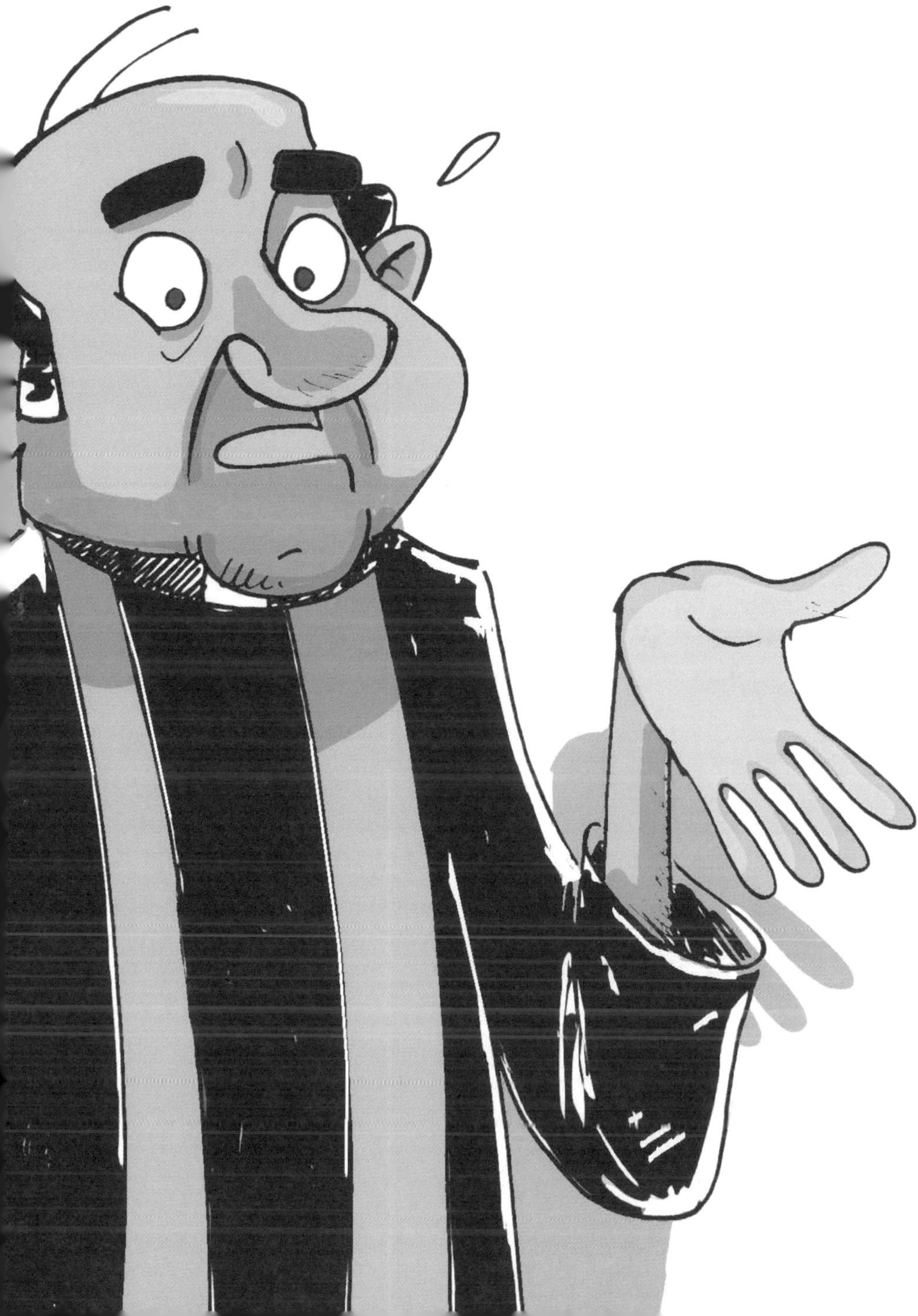

Vherdejante

Curitiba – 1986

A esquina das ruas Presidente Faria e Carlos Cavalcanti, em frente ao Passeio Público, era um portal mágico para mim. Aos 15 anos, acostumada a comer geralmente apenas os acompanhamentos das refeições carnívoras — a salada, o arroz, as batatas fritas — descobri que existia, sim, uma gastronomia vegetariana. Pela primeira vez provei pratos elaborados. Era uma alegria comer risotos, assados, saladas, sopas e massas sem correr o risco de dar uma desagradável mordida num pedaço de bacon ou encontrar carne dentro de um recheio.

Mais do que receitas vegetarianas, encontrei uma sensação de pertencimento. Então eu não estava sozinha. Havia um mundo livre de carne na alimentação. Nem sei explicar o estranho e maravilhoso sentimento de estar ali.

O meu entusiasmo era tão grande com aquele inusitado recém-inaugurado restaurante, o Vherdejante, que em pouco tempo contagiei a minha família. Passamos a frequentar juntos o local aos finais de semana, durante um bom tempo. Eles gostaram da novidade e me acompanhavam sem nenhuma reclamação, o que me dava uma incrível sensação de poder.

Lembro de muitos sábados quando descíamos a Avenida João Gualberto, a pé ou de carro, do nosso apartamento no Juvevê até o Passeio Público. No restaurante eu era a anfitriã de meus pais e irmãs, ali era o meu território. Não eram mais eles que me levavam a uma churrascaria ou aos restaurantes italianos de Santa Felicidade — repletos de asinhas de frango, miúdos de carne e lasanhas à bolonhesa. Agora era eu quem os levava a um restaurante vegetariano e os apresentava àquela apaixonante culinária.

— Viram só como não é preciso ter carne na refeição para que ela seja completa e deliciosa? — pensava eu o tempo todo enquanto comia com eles naqueles alegres almoços, mas nunca falei. Nem precisava.

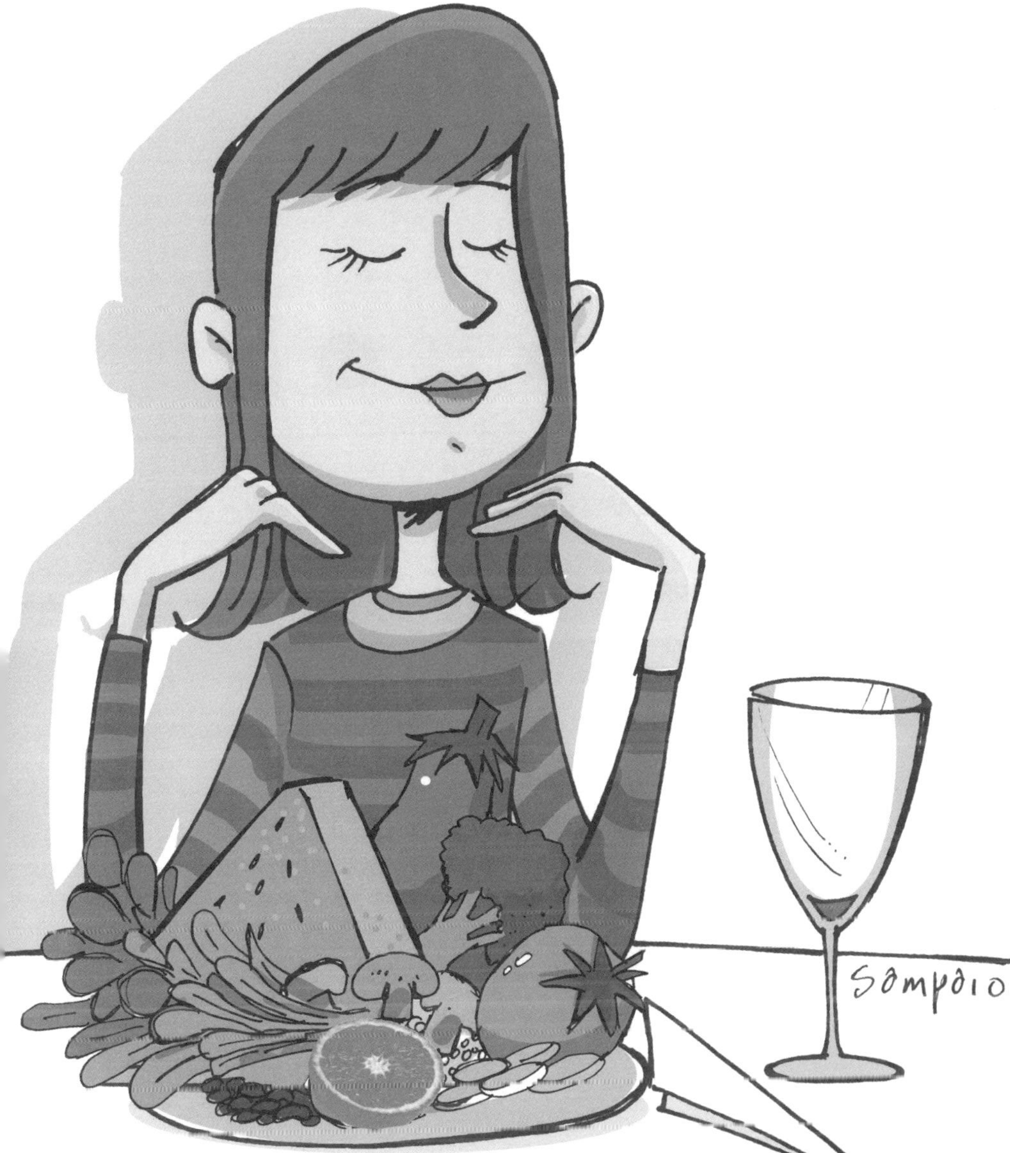
Sampaio

Do outro lado do balcão

Curitiba – década de 1980

Em outubro de 1985, quando a sócia-proprietária do Vherdejante, Christhiane Mansur, pensou em abrir o restaurante, começou a ouvir com muita frequência uma mesma pergunta:

— Por que um vegetariano?

Naquela época, as referências eram poucas.

— Para criar os cardápios, passei a comprar livros importados, pois não se encontrava nada do tema nas livrarias nacionais — lembra Christhiane.

— Também passei a ir com regularidade a São Paulo, onde descobri excelentes restaurantes com propostas similares. Em especial o Salad's foi minha principal inspiração. Até hoje me lembro do aroma sofisticado que tinham os lindos pratos apresentados pelo Salad's — conta. Localizado inicialmente no bairro Jardins, o restaurante depois mudou de endereço para a entrada do Shopping Iguatemi, mas acabou fechando.

— Eu nunca soube por que fechou. Talvez naquela época nem o rico mercado de São Paulo tenha conseguido manter a excelência daquela gastronomia vegetariana de primeira grandeza.

Christhiane era universitária, estudante do curso de Direito, quando tomou a corajosa decisão de montar o Vherdejante em Curitiba, em sociedade com o namorado, que já tinha experiência em gestão de restaurante.

— A opção por um vegetariano, pergunta mais respondida naquela fase inicial do projeto, tinha muitas razões. Em especial a certeza de que ingredientes como verduras, legumes, frutas, grãos, ervas e especiarias, sem nenhuma carne, poderiam fazer pratos leves e muito saborosos, trazendo sutilezas incríveis à mesa do dia a dia.

— Éramos dois jovens entusiasmados, animados em inovar, e criamos um novo conceito de restaurante vegetariano, baseado nos que frequentávamos, mas com outras ideias.

Após definir a filosofia do estabelecimento, a escolha do ponto foi estratégica: local central, movimentado, de fácil acesso, próximo a faculdades, prédios residenciais, órgãos públicos, Teatro Guaíra e Fundação Cultural, entre outros, numa década em que Curitiba iniciava o hábito de não mais necessariamente almoçar em casa.

O custo-benefício era um grande atrativo do Vherdejante. Como comparação, o preço fixo do Salad's de São Paulo por pessoa era NCz$ 30, enquanto o Vherdejante cobrava NCz$ 4,50, sendo que a qualidade e a excelência da gastronomia eram similares nos dois restaurantes, num tempo difícil de Cruzado Novo e hiperinflação.

Além do olhar atento e presente dos donos, para manter o alto padrão de produto e serviço o Vherdejante contava com uma equipe comprometida, com destaque para a nutricionista Carla Kleiss Jankowski.

— Supercompetente e sempre estudiosa, ela rapidamente se tornou presença fundamental em nossa estrutura, fazendo desde a montagem dos cardápios e administração da cozinha até o atendimento do salão, além de ser uma grande amiga.

Oficialmente inaugurado em maio de 1986, o Vherdejante abria ao público de domingo a domingo, todos os dias do ano. Era frequentado por famílias, jovens executivos, esportistas — em especial muitos surfistas —, moradores das redondezas e artistas que se apresentavam no Teatro Guaíra ou em outros locais da cidade.

— Atendemos de Paulo Autran a Milton Nascimento, de Paul McCartney a Rita Lee, além de tantos frequentadores de várias esferas profissionais e sociais, amigos, clientes e admiradores que até hoje encontramos, sempre com muita satisfação — lembra Christhiane.

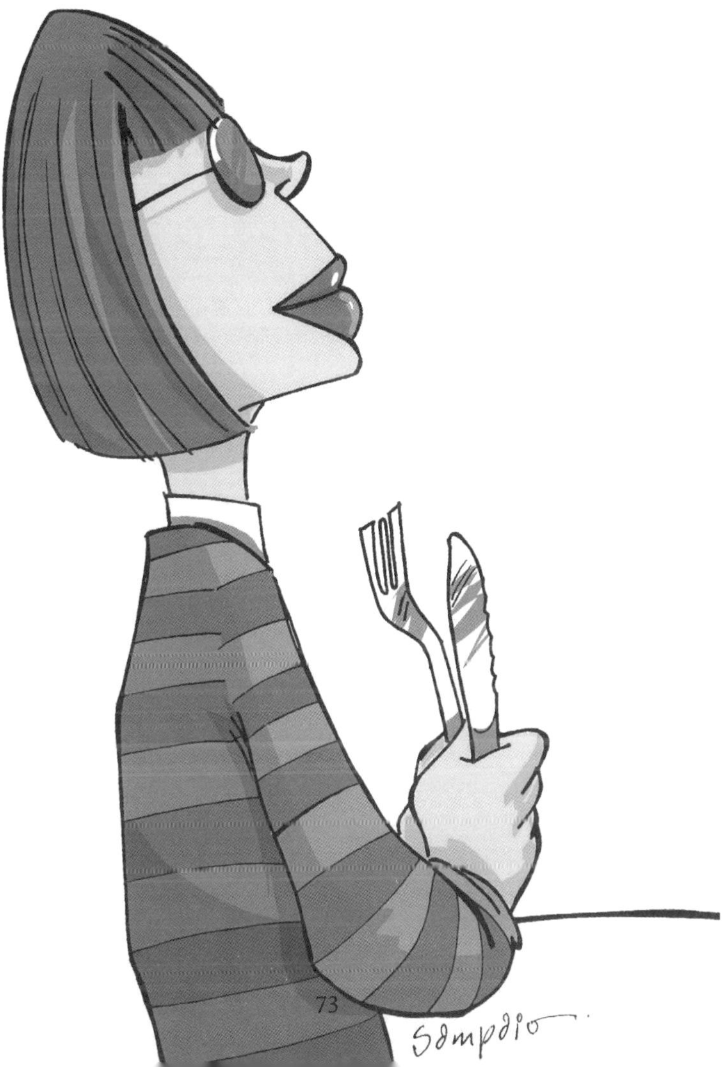

Playlist

— Não, nem frango

— Não, nem peixe

— O que eu como? Comida

— Sim, os animais têm sentimentos e sensibilidade, as plantas não

— Minha vitamina B12 está ótima, obrigada

— Não é dieta, nem modismo, é minha vida

— Nunca tive anemia

— Faço exames anualmente e ferro e cálcio estão ótimos também, obrigada

— Não, quando eu sinto cheiro de churrasco eu não tenho vontade de comer

— Não, no macarrão à bolonhesa não dá pra retirar os pedaços de carne e comer a massa

— Sim, bacon é carne

— Sim, presunto é carne

— Não, eu não tenho vontade de comer carne

— Se eu retirar a carne do feijão, não adianta, ele continua com gosto de carne

— Não, eu não como carne escondido ou quando estou sozinha em casa

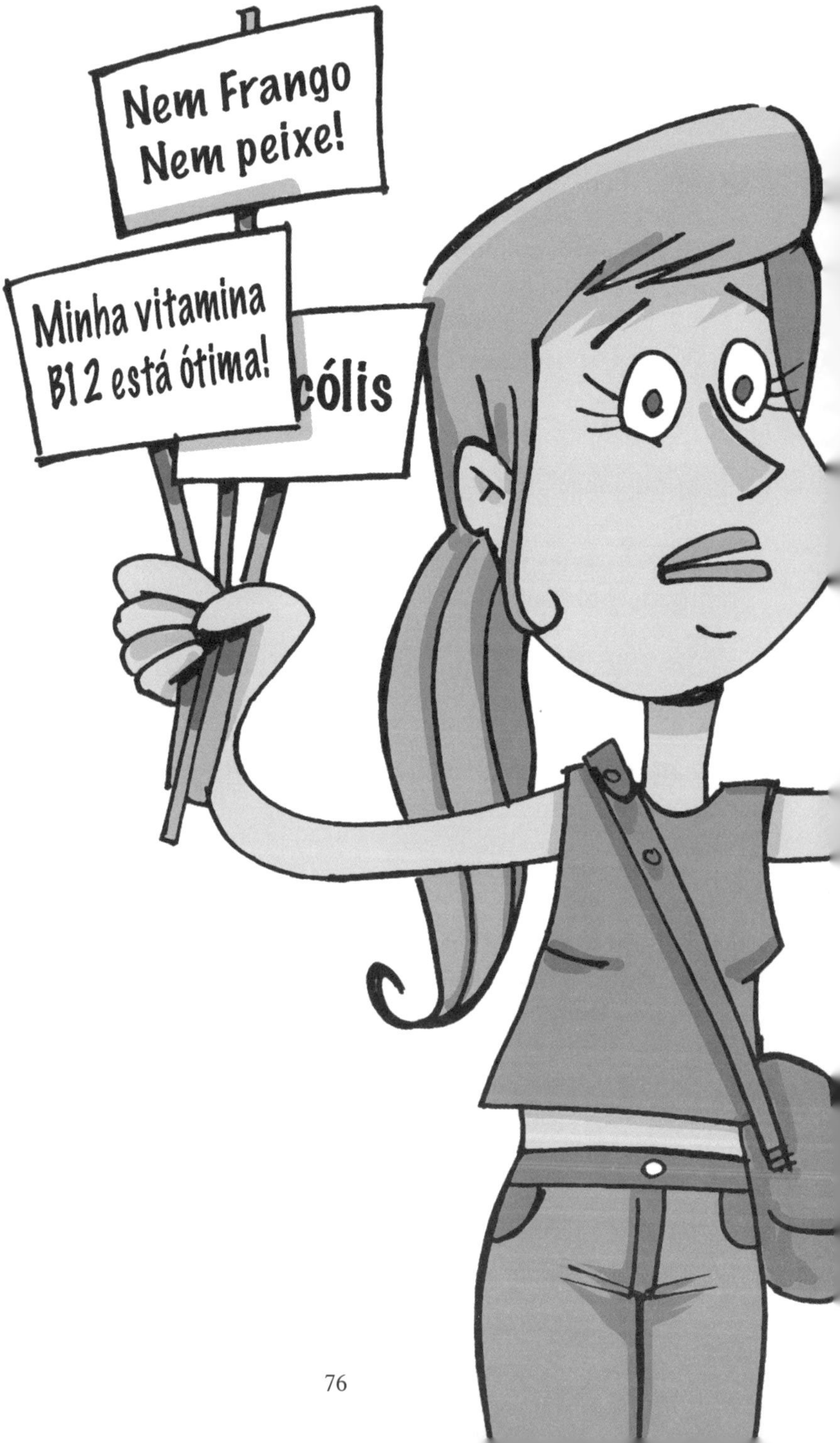
Nem Frango
Nem peixe!
Minha vitamina
B12 está ótima!
cólis

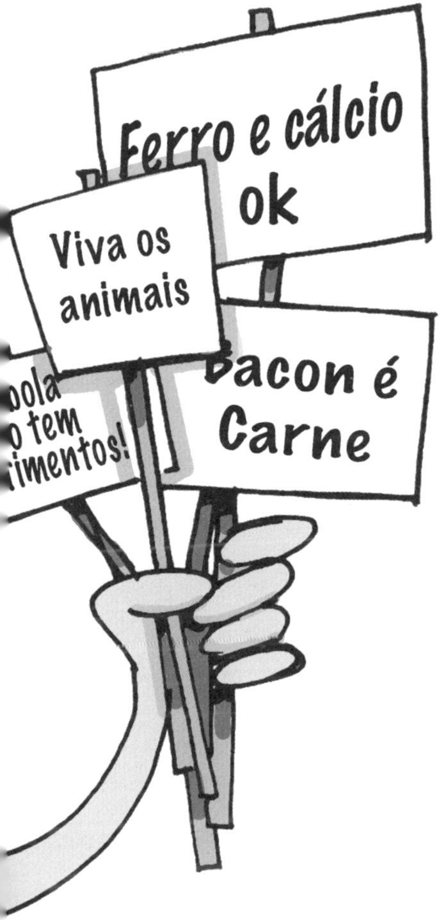
Ferro e cálcio
ok
Viva os
animais
Carne

A vida chama a vida

Curitiba – 2021

Você não está lendo o texto de um monge, tampouco de um boêmio. Se for pra conceituar o autor destas palavras, que seja como um meditador boêmio. Digo isso, pois, apesar de compartilhar aqui algumas experiências que provavelmente serão compreendidas como "místicas" ou "espirituais", elas nada mais são do que experiências concretas vividas por alguém que gosta de meditar tanto quanto gosta de bar. Não sou afeito a nenhum tipo de radicalismo, sou uma pessoa que faz muitas perguntas e tem receio de muitas convicções, além de amar profundamente os animais e a nossa casa comum, o planeta Terra. Portanto, escrever sobre o ato de comer é escrever sobre como vivemos no mundo. É falar sobre política e sobre autonomia. Cumpre esclarecer ainda que minha decisão de deixar de comer carne é muito recente na minha vida. A jornada vegetariana e o olhar que compartilho nessa sincera e humilde reflexão são, portanto, incipientes. Posso até dizer que "estou no processo".

Acredito que fomos condicionados a desenvolver um modelo de pensamento que é binário, que nos leva a procurar entender as coisas como "ou é isso, ou é aquilo". A realidade, contudo, é sempre mais complexa, e muitas vezes envolve contradições e ambiguidades que inconscientemente queremos eliminar da análise que estamos fazendo de algo, tornando-a superficial. Por isso proponho trocarmos o "ou" pelo "e", pois a complexidade da realidade jamais poderá ser aprisionada dentro de um termo que reúne algumas letrinhas carregadas de significantes e de significados. Quando abandonamos esse modelo de pensamento binário e nos dispomos a sair de uma zona de conforto que nos leva a acreditar em algo a partir do momento em que conseguimos classificar, conceituar e rotular, nosso horizonte se amplia e começamos a criar coisas novas.

Há algo de sagrado no ato de comer. Em um Carnaval em que resolvi vivenciar uma experiência diferente da qual eu estava acostumado, fiquei em completo silêncio durante os quatro dias do feriado, naquele período eufórico de festividades, recluso em um retiro Zen, cujo único objetivo é focar e responder à pergunta "quem eu sou". Toda a alimentação era macrobiótica, que é um regime alimentar baseado nos ensinamentos do Zen Budismo. Depois de extensos períodos de silêncio e intensas práticas de meditação dinâmica, que levavam o corpo e a mente à exaustão, assim descrevi minha experiência com o alimento que nos serviram em um texto que publiquei nas redes:

"Em um intervalo para alimentação resolvi permanecer conectado com a pergunta e focado na atenção. Decidi não 'perder' o caminho até o refeitório. Não transformar aqueles preciosos momentos em mais um acontecimento que simplesmente passaria pela minha vida e me levaria de um lugar a outro. Iniciei a caminhada percebendo o contato da sola do meu pé com o chão a cada passo. Cheguei ao local onde serviam a refeição com o foco atento na minha fome, que naquele momento era grande. Foi a primeira grande experiência que me transformou. Sentei em frente ao prato de comida e agradeci. Sem pressa, levei o garfo com alimentos totalmente desconhecidos para mim, fechei os olhos para me concentrar naquilo que fazia e fui tomado por uma espécie de júbilo, de êxtase, de 'maravilhamento'. Uma espécie de explosão interna me fez gritar internamente: 'PQP, que comida deliciosa!' Eu conseguia sentir o amor e a intenção que haviam depositado no preparo daquela refeição, sentia imediatamente o alimento nutrindo meu corpo e degustava a comida como nunca antes jamais provei. Em outros raros momentos que parava para me alimentar, senti essa experiência cada vez mais intensamente. Era uma espécie de oração."

Pode parecer muito louco ler essa descrição, e de fato foi para mim ao resgatá-la neste momento, mas foi exatamente isso que vivenciei. Talvez tenha sido mais correto ter dito que ali começava o início de uma mudança mais profunda, mas havia sinceridade naquela experiência, logo após a qual escrevi o relato emocionado.

A segunda vez que vivenciei uma experiência profundamente transformadora a partir do ato de comer foi quando, ironicamente, fiquei quatro dias sem comer. Dessa vez a experiência foi xamânica. Participei de uma cerimônia ancestral reproduzida desde tempos imemoriais até os dias de hoje via tradição oral pelos povos nativos americanos. Permaneci em silêncio absoluto comigo mesmo e com a natureza por quatro noites, sem qualquer tipo de alimento, água ou contato com outras pessoas. Pude levar para a montanha apenas uma lona, um cobertor e meu propósito de entrar em contato com a minha essência, com a nossa essência, com algo mais profundo. Mais uma vez recorro a um trecho do relato que fiz em publicação nas minhas redes sociais na época:

"Senti sede, muita, mas muita fome, mas o principal desafio foi a angústia dos dias, que passaram a ser intermináveis. Em uma experiência como essa, nossa relação com o tempo muda profundamente. Nunca imaginei que um dia pudesse ser tão longo. O desafio se tornou um grande aprendizado, mas não foi nem um pouco fácil. Muito pelo contrário. Vi muita vaidade em mim, medo, receios e passei a viver um conflito. Uma batalha mental naqueles dias que não terminavam nunca. Pensei inúmeras vezes em desistir e descer da montanha e comecei a pensar que só estava passando por tudo aquilo por vaidade, para alimentar o ego, por orgulho. Refleti que talvez seria uma experiência ainda mais enriquecedora se eu desistisse e lidasse com o que minha mente

dizia ser um fracasso. Mas algo me mantinha ali, em silêncio, observando tudo aquilo que se dava no meu universo interior. Não tinha nenhuma distração, nenhum livro, caderno, Spotify, Netflix ou iPhone. Apenas eu dentro de um pequeno círculo de rezas com minhas intenções plantadas no alto de uma montanha."

Depois de cumpridos os quatro dias do trabalho, os guardiões daquela cerimônia tão profunda e sagrada apareceram para me "colher" da montanha. Então nos acomodamos em torno de uma fogueira e, depois de alguns minutos, me trouxeram um grande copo com um suco repleto de suculentos pedaços de frutas. Jamais conseguirei descrever por este meio tão rudimentar que temos para nos comunicar o que senti ao dar o primeiro gole daquele suco, mas posso dizer que senti cada molécula sendo digerida e metabolizada pelo meu corpo. Pode parecer estranho, mas minha mente estava tão acalmada e eu estava em um estado de presença tão profundo que eu consegui sentir fisicamente as moléculas das frutas entrando na corrente sanguínea. De forma semelhante ao que experimentei na experiência do retiro Zen, vivenciei um novo "nirvana".

As duas experiências incomuns que acabei de narrar despertaram um processo de me libertar de muitas crenças e histórias que foram sendo introjetadas em mim ao longo de toda uma vida, que foram me fazendo esquecer de quem eu sou na essência. Fizeram surgir ainda mais dúvidas do que respostas e, ao contrário do que muita gente possa imaginar, não me tornei nenhum ser iluminado. Uma das histórias que me contaram ao longo da minha vida foi a de que somos seres carnívoros, embora algo muito profundo dentro de mim sempre desconfiasse dessa afirmação e dessa prática, que sempre foi cultural na minha família.

O último acontecimento que me fez tomar a decisão de deixar de me alimentar de carne foi quando reencontrei uma amiga bióloga, conheci um guardião de sementes crioulas e um casal de agricultores residentes da zona rural de uma pequena cidade da região metropolitana de Curitiba, todos parceiros em um projeto de agricultura regenerativa e agroflorestal chamado "Arca do Feijão". Passamos dez dias ininterruptos em uma imersão para aprender técnicas de plantio de alimentos orgânicos com base no sistema agroflorestal, que respeita o ciclo natural das plantas, da regeneração do solo, utiliza a incrível inteligência da natureza e a exuberância dos micro-organismos presentes na terra para equilibrar o sistema e nutrir os alimentos plantados. De tudo que aprendi com essas pessoas maravilhosas, uma das coisas que mais impactou meu estilo de vida foi ter-me dado conta da importância de saber de onde vem tudo o que consumimos, principalmente nossos alimentos. Trata-se de uma atitude política revolucionária, o simples fato de conhecermos a procedência das coisas que ingerimos em nosso corpo.

Me dei conta de que é uma ilusão acreditarmos que estamos escolhendo alimentos nas gôndolas dos supermercados quando, na realidade, estamos optando por uma escassa variedade de alimentos pouco nutritivos empacotados por algumas empresas, com base nas ambientalmente trágicas monoculturas. Na casa da Josi e do Eliel, os amáveis agricultores que me acolheram em seu lar, pude vivenciar o que autenticamente podemos chamar de abundância. Para vocês terem uma ideia do que estou falando, somente de feijão eles trabalham com uma variedade de mais de 60 tipos. Comíamos as mais deliciosas receitas feitas com alimentos que havíamos acabado de colher da terra, como inhames, ervas, frutas, verduras, mandiocas, batatas e até um delicioso coração de bananeira que eles também chamam de "carne de bananeira". O mais louco de tudo isso é que alguém vindo da cultura da qual eu vim, depois de olhar para a vida simples e a casa na qual nos hospedamos, provavelmente afirmaria algo como: "nossa... como vivem na escassez!", sendo que eu nunca vivi dias de tamanha abundância e fartura. Mais uma vez senti meu corpo sendo nutrido não somente com nutrientes, mas com muito amor.

Essa abundância me fez pensar que uma única pessoa em condições subumanas vivendo nas ruas de um grande centro urbano já deveria ser o suficiente para uma ampla mobilização, mas um número tão expressivo de cidadãos marginalizados torna ainda mais evidente que há algo de errado com a nossa sociedade, ainda mais quando tantas vidas passam a ser esquecidas e gradativamente apagadas a olhos vistos nas ruas, marquises, terrenos baldios e praças. A fome no mundo não é uma decorrência da escassez de alimentos, mas um projeto político, como bem analisou o físico Fritjof Capra em seu livro mais conhecido, "O Ponto de Mutação":

"Uma das principais justificações para a Revolução Verde foi o argumento de que a nova tecnologia agrícola era imprescindível para alimentar os povos famintos do mundo. Numa era de escassez, prosseguia o argumento, só um aumento substancial da produção resolveria o problema da fome, e só as agrocompanhias de porte estariam aptas a produzir mais alimento. Esse argumento ainda é usado, muito depois de uma pesquisa detalhada ter deixado bem claro que o problema da fome no mundo não é, em absoluto, um problema técnico; é social e político. Uma das mais lúcidas análises da relação entre as agrocompanhias e a fome mundial pode ser encontrada na obra de Frances Moore Lappé e Joseph Collins, fundadores do Institute for Food and Development Policy, em San

Francisco. Extensas pesquisas levaram esses autores a concluir que a escassez de alimentos é um mito e que as agrocompanhias não resolvem o problema da fome; pelo contrário, elas o perpetuam e até o agravam. Sublinham eles que a questão central não é saber como a produção pode ser aumentada, mas antes conhecer o que é plantado e quem o come; e afirmam ainda que as respostas são formuladas por aqueles que controlam os recursos para a produção de alimentos. Introduzir meramente novas tecnologias num sistema desfigurado por desigualdades sociais nunca resolverá o problema da fome; pelo contrário, só o agravará. Com efeito, estudos do impacto da Revolução Verde sobre a fome no Terceiro Mundo confirmaram repetidamente o mesmo resultado paradoxal e trágico. Mais alimento está sendo produzido e, no entanto, mais pessoas passam fome. Moore Lappé e Collins assinalaram: 'No Terceiro Mundo, em seu todo, há mais alimento e menos o que comer'."

Esse é um projeto de sociedade que precisa ser revisto. Sinto que um bom começo é repensar a forma como nos alimentamos e qual é o impacto causado no planeta pelo meu estilo de vida. A forma como acredito ajudar pessoas que hoje se encontram totalmente marginalizadas é por meio do contato com a terra, com capacitação e produção de alimentação saudável não somente para consumo próprio, como também para a geração de renda, fazendo com que se multipliquem pela cidade áreas de cultivo de produtos orgânicos que depois serão servidos em restaurantes conveniados, comercializados em pequenos mercados ou diretamente pelos produtores.

Assim como a natureza se regenera rapidamente quando se proporcionam as condições para isso, os seres humanos reconstroem rapidamente seu tecido social quando se disseminam valores que dialogam com o universo interior das pessoas e sensibilizam para

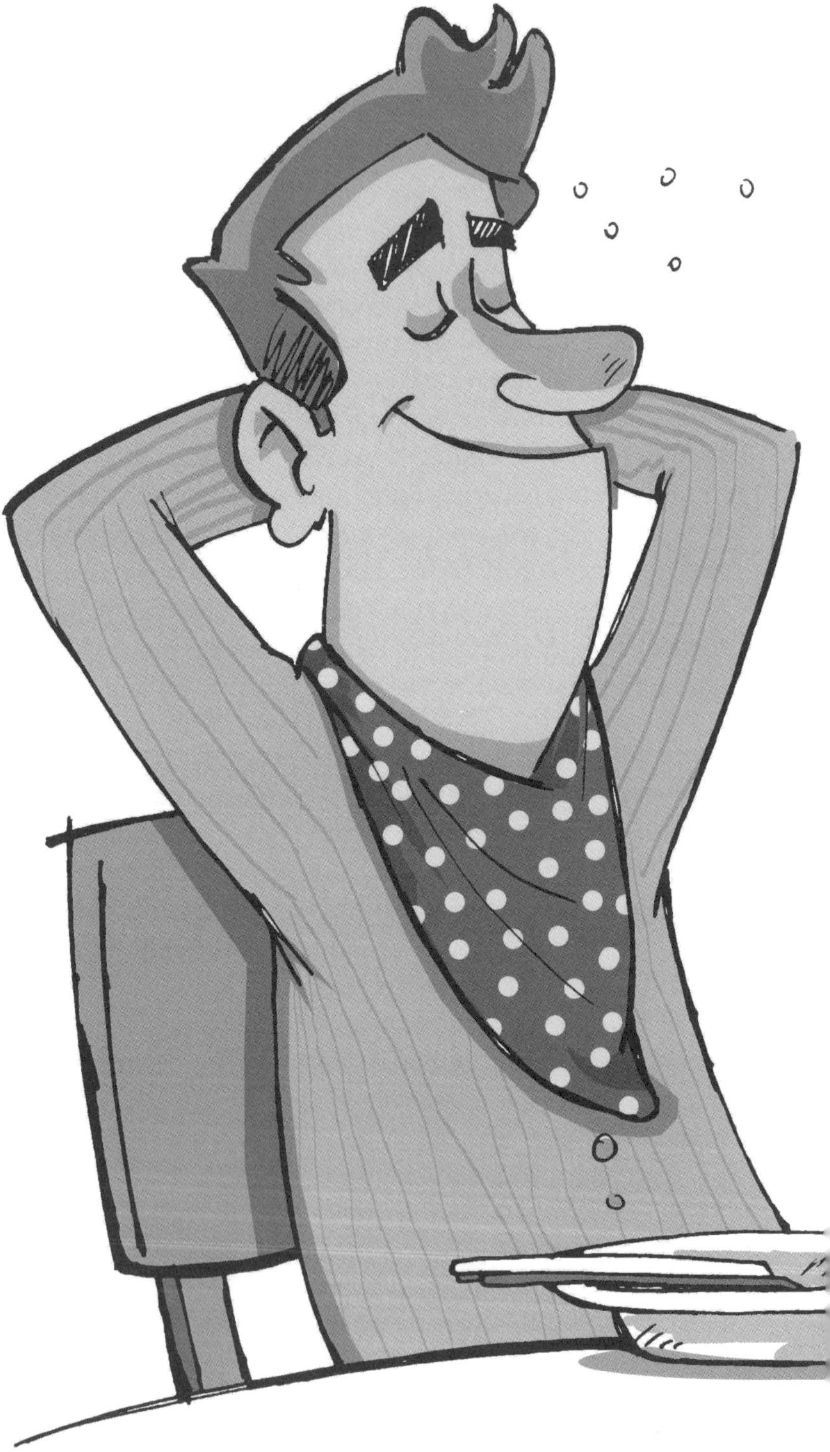

o cuidado mútuo e a solidariedade. Simples ações solidárias são altamente contagiantes. Nesse sentido, um projeto que tenha por finalidade proporcionar as condições materiais mínimas para uma vida com dignidade e fornecer conhecimentos que sejam caminhos de emancipação e autonomia, pode ter um efeito ainda mais amplo de disseminar uma cultura de laços comunitários que se tem perdido, mas que é absolutamente necessária para a manutenção da vida na Terra.

Quando se cria, ou melhor, se restaura um ambiente favorável ao florescimento da vida, primeiro seres mais rústicos prosperam, depois chamam outras formas de vida, que vão chegando e se desenvolvendo. A vida chama a vida. É preciso iniciar um novo ciclo virtuoso que favoreça a vida, para romper com o ciclo vicioso no qual estamos imersos como sociedade, que tem causado tanta morte e destruição. Fazer das cidades espaços de favorecimento da vida e da abundância. A vida chama a vida.

Diogo Busse
Advogado

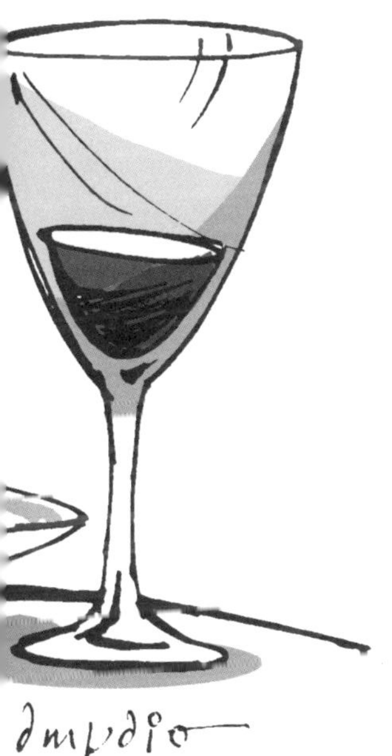

Pesquisa revela redução no consumo de carne

2021

Em fevereiro, a Sociedade Vegetariana Brasileira (SVB) encomendou uma pesquisa a ser feita pelo Ipec (Inteligência em Pesquisa e Consultoria — o antigo Ibope Inteligência no Brasil). Constatou-se que em todas as regiões brasileiras, independentemente da faixa etária, 46% dos brasileiros já deixam de comer carne, por vontade própria, pelo menos uma vez na semana.

Entendo que seja um sinal claro da mudança de comportamento do brasileiro em relação ao consumo de carne, além de também revelar que existe uma oportunidade gigantesca para as marcas de alimentação que tiverem bons produtos veganos nos seus cardápios e portfólios.

Com isso, a oferta de restaurantes e lanchonetes com opções veganas tem aumentado rapidamente nos últimos anos, buscando atender essa parcela significativa da população — de acordo com o Ipec, um terço dos brasileiros do Brasil todo busca opções veganas nos cardápios. Visando facilitar o acesso de todos que buscam por uma mudança alimentar, a SVB criou um mapa com milhares de endereços de estabelecimentos — www.ondetemopcaovegana.com.br — que é atualizado com novos locais diariamente.

Especialmente pensando na futura retomada dos restaurantes ao fim da pandemia de Covid, é muito importante que haja uma evolução de cardápios com uma maior variedade de produtos plant-based. Todos têm a ganhar com essa mudança, já que não apenas os restaurantes vão atrair essa enorme base de clientes evidenciada pelas pesquisas, mas também reduzir seus custos com alguns dos insumos mais caros, como carnes e queijos.

Ao contrário do que muitos podem pensar, para incluir pratos veganos no cardápio, os restaurantes não precisam fazer investimentos, comprar novos equipamentos ou aplicar novas técnicas. Podem optar por combinações simples e tradicionais, utilizando ingredientes facilmente disponíveis no restaurante. Dessa forma, é possível atender ao consumidor, que está cada vez mais consciente e ávido por algo que seja saboroso, faça bem ao planeta e seja acessível. E os estabelecimentos interessados em atender a essa demanda em crescimento podem contar, ainda, com a consultoria gratuita da equipe especializada da SVB: opcaovegana.svb.org.br.

Já podemos observar que o aumento do apetite do mercado por proteínas vegetais tem mobilizado os setores produtivos. O Brasil, que já produz anualmente 250 milhões de toneladas de grãos, tem transformado uma parte desses grãos em "carnes feitas à base de plantas", convertendo o grão em produto final a uma alta eficiência, sem a onerosa taxa de conversão alimentar usualmente implicada quando se usam os grãos para alimentar animais de produção. Hoje, algumas das empresas mais atuantes no mercado global de carnes vegetais estão justamente aqui.

Além da proteína de soja, já amplamente utilizada como fonte de proteína vegetal em produtos análogos à carne, outras leguminosas vêm sendo exploradas — especialmente em outros países — como a ervilha e o tremoço. No Brasil, há um gargalo em relação a isso — uma lacuna, e também grande oportunidade de negócios — porque a diversificação da fonte de proteína (para além de apenas a soja) esbarra em importação e preços mais altos, como no caso da proteína de ervilha usada para fabricar as "carnes 2.0". Alguns dos lançamentos mais recentes têm, inclusive, procurado usar a proteína de feijão dentro do blend que gera um nugget, um

AMAMOS AS SEGUNDAS-FEIRAS!

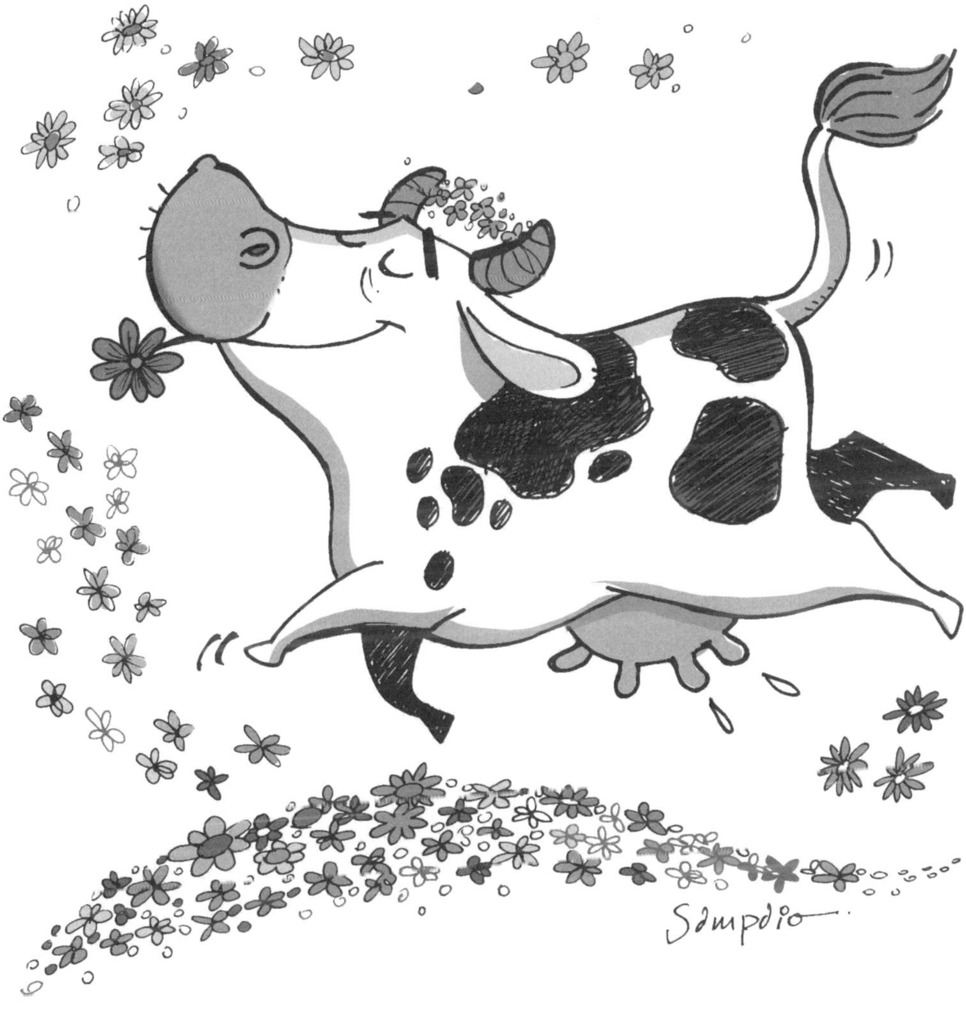

pedaço de "frango" ou um hambúrguer à base de plantas. Mas esse mercado, baseado na exploração comercial do brasileiríssimo feijão como fonte de proteína texturizada para foodtechs, está apenas começando.

O resultado dessa pesquisa do Ipec realizada agora em 2021 impressiona, mas já em 2018 a SVB havia encomendado desse mesmo instituto outra pesquisa que, na época, apontava que 14% dos brasileiros se consideravam vegetarianos, e que a maioria da população do país já estava disposta a escolher mais produtos veganos.

O que acontece é que, além da parcela vegetariana da população, cresce muito rapidamente a parcela que procura reduzir o seu consumo de carnes e derivados. Em um, dois, três ou vários dias por semana, os brasileiros têm optado por refeições vegetarianas ou veganas — e pelos mais diversos motivos, como melhor qualidade de vida, consciência ambiental ou mesmo respeito aos animais. Uma parte desse universo (de 46% da população geral, independente da idade, segundo o Ipec) são os milhões de adeptos da "Segunda Sem Carne", campanha mundialmente conhecida pelo seu embaixador Paul McCartney, mas com maior repercussão no Brasil. A proposta do movimento é convidar as pessoas a trocar pelo menos uma vez por semana a proteína animal pela proteína vegetal, e a SVB já ajudou a levá-la a refeitórios corporativos, escolas particulares e públicas, restaurantes e outras organizações. Desde seu lançamento, em 2009, a organização já ajudou a servir mais de 300 milhões de refeições com fontes vegetais de proteína.

A ideia principal da campanha não é tirar algo do prato, mas, sim, acrescentar. Existe uma grande variedade de gêneros alimentícios produzidos pela agricultura familiar brasileira que ainda não estão sendo aproveitados por grande parte da população, e todos que começam a fazer a Segunda Sem Carne ou outro movimento semelhante ficam surpresos com as descobertas de novos sabores e novas combinações. O arroz e o feijão perderam espaço no centro do prato do brasileiro ao longo dos últimos 20 anos, mas a valorização dos vegetais felizmente tem trazido uma retomada desse protagonismo.

Ricardo Laurino
Presidente da Sociedade Vegetariana Brasileira (SVB)
Texto publicado no site www.svb.org.br.

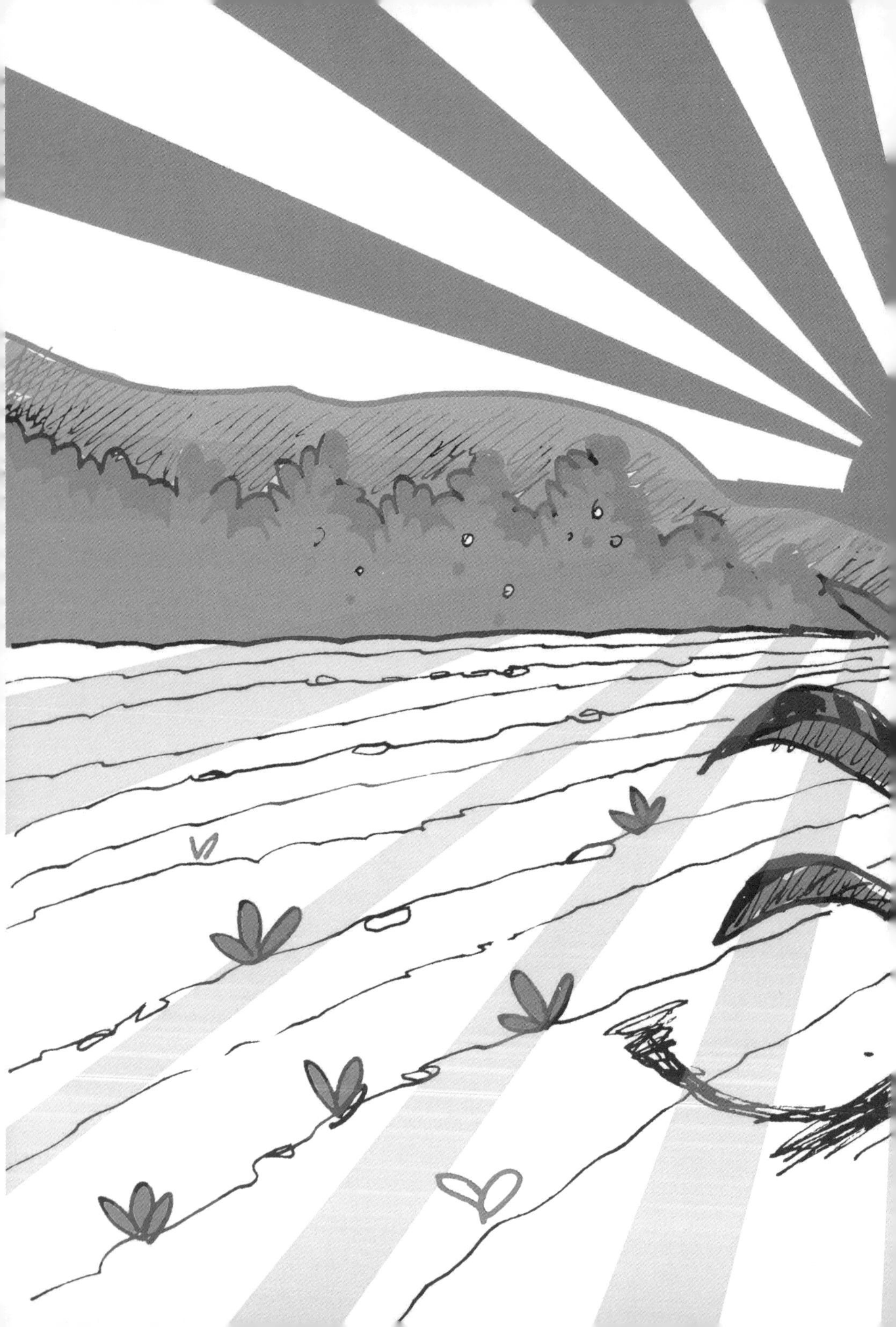

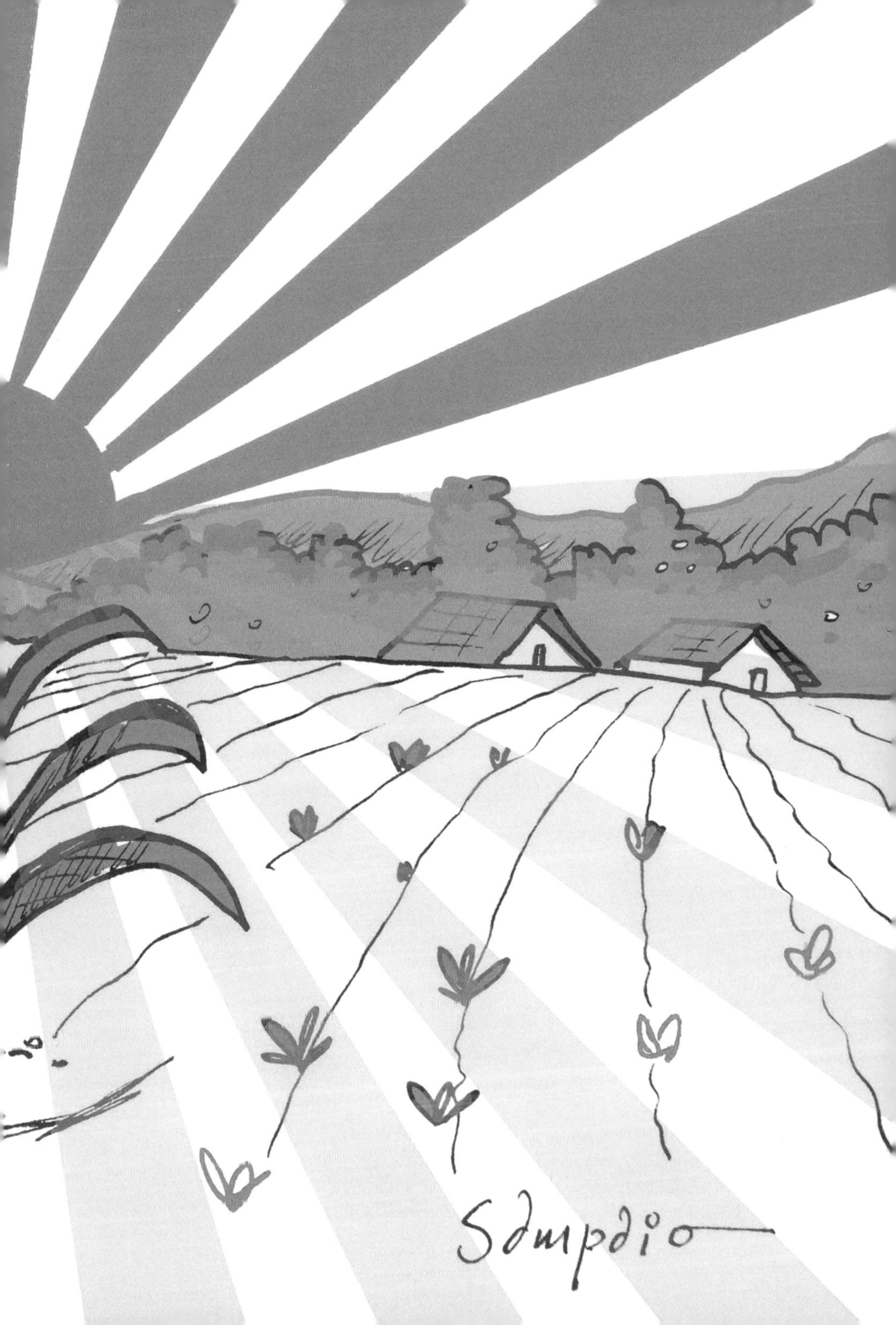

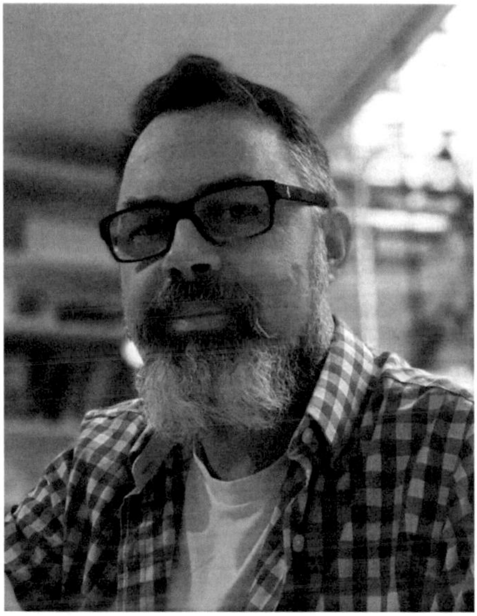

Sobre o ilustrador

Nilson Sampaio ou simplesmente **Sampaio.**

Artista e Professor de Arte. Formado em Gravura e Licenciatura em Artes Visuais pela EMBAP/PR e com Especialização em Educação Especial e Inclusiva.

Criador do Método Tutorial Especial em Artes por meio do qual ensina Artes para pessoas com TEA.

Perfil no Instagram: @sampaioartista

Leia também, da autora:

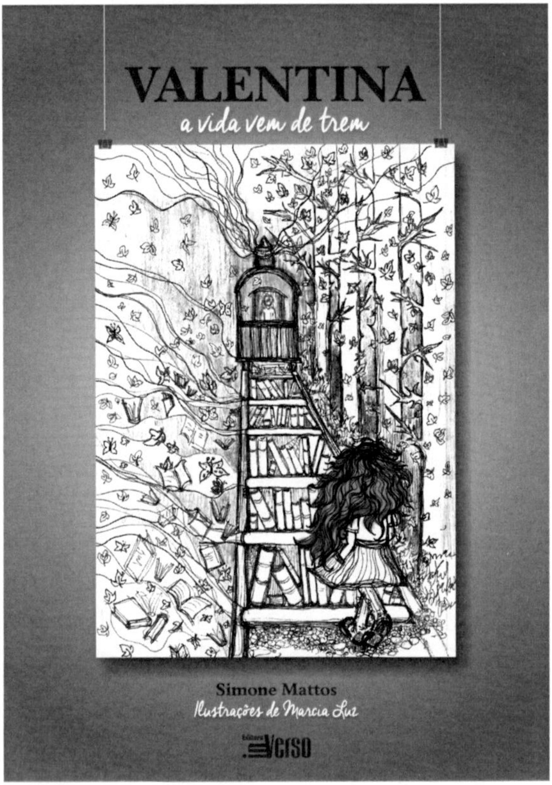

VALENTINA, A VIDA VEM DE TREM

A obra foi uma das dez finalistas no Prêmio Barco a Vapor 2017, promovido pela Edições SM. Aborda a história do jovem jornalista Justin dentro de um trem, a caminho da entrevista com um célebre escritor, vencedor do Prêmio Nobel de Literatura. Ansioso, ele recorda de um dia em sua infância, quando conheceu Valentina. Dia de muitos desencontros e importantes encontros — e aquelas lembranças interferem diretamente no que irá acontecer em sua vida.